症状・訴えで見分ける患者さんの「何か変？」
異変に気づいた時の行動がわかる

刊行にあたり

　皆さんは，患者さんの訴えを聞いて，「何か変だ!?」と感じることはよくあると思います。自分でよく分からない時は，同僚や先輩に聞いたり，本当に不安な時は医師に相談したりすることもあるでしょう。今回は，4人の診療看護師の方に，循環器領域，呼吸器領域，消化器領域，脳神経領域での代表的な訴え（症状）による鑑別診断を挙げていただき，さらに頻度の高い疾患を看護師が分かりやすいように説明してもらいました。

　診療看護師は，看護師としてのキャリアに加え，看護教育に不足しているフィジカルアセスメント，薬理学，病態生理学などを大学院で勉強しています。ですから，診断のついていない患者さんを診る力も十分に持っていると思いますし，治療と看護の側面から患者さんにアプローチができます。

　本書を読んで，診療看護師の視点でどのように患者さんを診て治療にかかわっているかを知っていただき，日々の看護や業務に生かしていただければと思います。

2017年2月

藤田保健衛生大学病院　副院長／中央診療部FNP室　室長
藤田保健衛生大学　医学部　心臓血管外科　講座教授

高木　靖

Contents

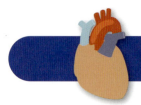

循環器の何か変？

[執筆] 谷田真一

患者の症状・訴えから何を疑う？

- 息苦しさ・息切れ・呼吸困難感 ... 8
- 動悸 ... 9
- 胸痛 ... 11
- 失神 ... 12
- 下肢痛 ... 14

推測できる主な疾患

- 心筋梗塞 ... 16
- 狭心症 ... 20
- 心不全 ... 23
- 高血圧 ... 26
- 不整脈 ... 30
- 肺高血圧症 ... 37
- 心臓弁膜症 ... 39
- 大動脈解離 ... 42

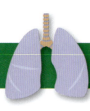

呼吸器の何か変？

[執筆] 山添世津子

患者の症状・訴えから何を疑う？

- 咳 ... 48
- 痰 ... 50
- 胸痛（非心原性胸痛）... 51
- 喘鳴 ... 54
- 息切れ・呼吸困難 ... 55

推測できる主な疾患

- 肺結核 ... 60
- COPD（慢性閉塞性肺疾患）... 62
- 急性肺損傷（ALI：Acute Lung Injury）／急性呼吸促迫症候群（ARDS：Acute Respiratory Distress Syndrome）... 66

| 肺動脈血栓塞栓症 | 70 | 肺炎 | 74 |
| 気胸 | 72 | 喘息 | 77 |

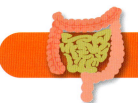

消化器の何か変?

[執筆] 永谷ますみ

患者の症状・訴えから何を疑う?

腹痛の見分け方	82	左下腹部痛	96
右上腹部痛	90	腹部全体の痛み	97
心窩部痛	91	背部痛	98
左上腹部痛	92	嘔気・嘔吐	99
臍周囲部痛	93	下痢	100
右下腹部痛	94	吐血・下血	102
下腹部痛	95		

推測できる主な疾患

消化性潰瘍:胃潰瘍, 十二指腸潰瘍	104	下部消化管穿孔: 小腸穿孔, 大腸穿孔	114
上部消化管穿孔:胃穿孔, 十二指腸穿孔	105	潰瘍性大腸炎	115
		上腸間膜動脈閉塞	117
マロリーワイス症候群	106	胆石症	119
急性虫垂炎	108	急性胆嚢炎	121
イレウス(腸閉塞)	111	急性胆管炎	122
単純性(閉塞性)イレウス	111	急性膵炎	123
複雑性(絞扼性)イレウス	113	上部尿路結石	125

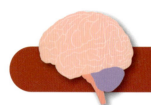

脳神経の何か変？

[執筆] 村上友悟

患者の症状・訴えから何を疑う？

- 意識障害 130
- 頭痛 132
- めまい 135
- けいれん 138
- 麻痺 141

推測できる主な疾患

- 脳卒中（脳血管障害） 147
- 脳内出血 150
- くも膜下出血（subarachnoid hemorrhage：SAH） 153
- 未破裂動脈瘤 158
- 脳梗塞 159
- 一過性脳虚血発作（transient ischemic attack：TIA） 165
- 頸動脈狭窄症 166
- 外傷性頭蓋内血腫 167
- 急性硬膜外血腫（acute epidural hematoma：AEDH） 168
- 急性硬膜下血腫（acute subdural hematoma：ASDH） 169
- 脳挫傷と外傷性脳内血腫 171
- 慢性硬膜下血腫（chronic subdural hematoma：CSDH） 172

臨床必携
患者さんの見方がわかる。看護・アセスメント・治療

循環器の何か変?

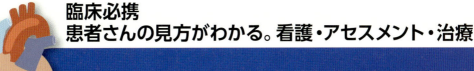

[執筆] 谷田真一

循環器疾患の患者の見方

　患者の症状や訴えから疾患を推察することは意外と難しく，推察したとしても，1つの疾患だけを考えていることも多いと思います。もう少し広い視野で患者の症状や訴えを聴き，観察することができれば，早期診断，早期治療へとつなげることができます。循環器領域における患者の症状からアセスメントを行うきっかけとなっていただけたらと思います。

患者の症状・訴えから何を疑う？

息苦しさ・息切れ・呼吸困難感

身体所見の取り方・見方

【四肢冷感】末梢循環不全であり，心原性ショックや肺塞栓症を疑います。

【肺野の聴診】湿性ラ音は容量負荷を疑い，心不全や腎不全を疑います。乾性ラ音では肺炎など呼吸器疾患を疑います。Wheezeは気管支喘息で聞かれますが，心不全や腎不全による容量負荷でも聞かれることがあり，Wheezeの有無のみで気管支喘息と心不全を判断することは困難です。

【浮腫】心不全や腎不全を疑います。

【起座呼吸】仰臥位では呼吸困難が強い状態ですが，座位で改善します。肺内の水分量増加による肺水腫，肺気腫，気管支喘息などの肺胞低換気で認められます。

【樽状胸郭やバチ状指】COPD（慢性閉塞性肺疾患）を疑います。

バイタルサインの見方

呼吸状態の把握としてはSpO_2や呼吸数を観察しますが，ほかに脈拍にも注意します。脈圧が1拍ずつ変化する交互脈は心不全を疑います。

押さえておくべき特徴的事項

特にすぐに処置が必要な上気道閉鎖と緊張性気胸を念頭に置き，まずはABCの安定化を図ります。

慢性呼吸不全の患者に対して，CO_2ナルコーシスを意識しすぎて酸素投与が不十分にならないように気をつけましょう。低酸素血症の方が生命の危機を及ぼします。

上手な声かけと問診のコツ

【どのような状況で発症したのか】突発性に発症するものとしては自然気胸や肺塞栓症，急性のものとしては気管支喘息や過換気症候群が挙げられます。心不全や腎不全，COPD（慢性閉塞性肺疾患）の増悪などは慢性病態の急性増悪として考えられます。

表1　NYHA (New York Heart Association) 分類

Ⅰ度	心疾患はあるが身体活動に制限はない。 日常的な身体活動では著しい疲労，動悸，呼吸困難あるいは狭心痛を生じない。
Ⅱ度	軽度の身体活動の制限がある。安静時には無症状。 日常的な身体活動で疲労，動悸，呼吸困難あるいは狭心痛を生じる。
Ⅲ度	高度な身体活動の制限がある。安静時には無症状。 日常的な身体活動以下の労作で疲労，動悸，呼吸困難あるいは狭心痛を生じる。
Ⅳ度	心疾患のためいかなる身体活動も制限される。 心不全症状や狭心痛が安静時にも存在する。わずかな労作でこれらの症状は増悪する。
(付)	Ⅱs度：身体活動に軽度制限のある場合 Ⅱm度：身体活動に中等度制限のある場合

The criteria committee of the New York Heart Association. Nomenclature and criteria for diagnosis of diseases of the heart and great vessels. 9th edition, Boston, Mass : Little, Brown & Co ; 1994 : 253-256

【NYHA（New York Heart Association）分類（表1）】呼吸困難，息切れは心不全の代表的な症状です。自覚症状から重症度を分類できます。

【随伴症状】発熱，胸痛，喘鳴などの随伴症状がないか確認します。

【既往】心疾患・呼吸器疾患の既往があるか確認します。

【喫煙の習慣】慢性心疾患・呼吸器疾患のリスク因子であり，増悪因子となります。

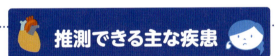

よく見かける疾患としては，**COPD（慢性閉塞性肺疾患〈P.62〉）**，**喘息（P.77）**，**過換気症候群**などが考えられます。

見逃してはいけない疾患としては，**気道閉塞**，**緊張性気胸（P.72）**，**肺塞栓症（P.70）**，**うっ血性心不全（P.23）**などが考えられます。

動悸

 ## 身体所見の取り方・見方

日常生活では，私たちは心拍を自覚することはありませんが，リズムが乱れたり（不整脈），速くなったり（頻脈），より強く収縮（甲状腺機能亢進症，貧血）すると，その心拍を動悸として自覚します。

【心音聴取】規則性のみでなく，心雑音の有無を確認します。
【眼球結膜】貧血の有無を確認します。
【発汗，甲状腺腫大，眼球突出】甲状腺機能亢進症を疑います。
【紅潮，瞳孔散大，発熱，頻呼吸】内分泌疾患以外にアルコール離脱症状や薬物の使用を疑います。

バイタルサインの見方

頻脈の有無と規則性を確認するため，まずは脈を触知します。洞性頻脈，心室頻拍（VT），発作性上室性頻拍（PSVT）では規則的に触知され，期外収縮や心房細動では不整に触知されます。非心原性の場合には，洞性頻脈であることが多いです。

押さえておくべき特徴的事項

心室性不整脈の場合には，心不全や低酸素血症を伴い緊急処置が必要となる場合もあります。生命にかかわる循環・呼吸状態の場合には，速やかにバイタルサインを確認すると同時に酸素投与，静脈路確保，12誘導心電図を取ることが大切です。

上手な声かけと問診のコツ

【動悸の表現】「ドキドキ」「脈が飛ぶ，踊る」「ドッキン」「ピクピク」「ムカムカ」「心臓が躍る」など表現はさまざまです。患者の表現を見落とすことなく，その意味を具体的にすることが大切です。

【動悸以外の症状はあるか？】発熱や貧血に伴う随伴症状であることも多いです。しかし，胸痛，呼吸苦，ふらつき感などが一緒にある場合には，急性冠症候群（acute coronary syndrome：ACS）やそれに伴う致死的な不整脈の可能性もあります。

【動悸はいつ自覚したか？】発症した時の状況を具体的に説明できる場合には，上室性頻脈やVTが考えられます。期外収縮や心房細動は，発症時刻を正確に特定できないことが多いです。

【過去に同様の動悸はあったか？ その時はどうすると改善したか？】発症と消失がはっきりする場合や，息ごらえや咳払いで消失する場合にはPSVTの可能性が高いです。また，最近多発する場合は発作性心房細動であることが多いです。

【家族歴に突然死はないか？】遺伝性の不整脈の可能性もあるので必ず聞きましょう。

> ### 推測できる主な疾患
>
> 動悸の原因を「心原性」「非心原性」に分けて考えると分かりやすくなります。心原性では**期外収縮**や**頻脈性不整脈（P.30）**がよく見られます。非心原性では，**甲状腺機能亢進症などの内分泌疾患**や**貧血**，**アレルギー**などが考えられます。また，**不安障害や心気症などの精神科的疾患**によっても動悸を訴えることがあります。

胸痛

身体所見の取り方・見方

胸痛で発症する疾患の中には，ACSや気胸，大動脈解離などの重篤なものが含まれています。こういった疾患を見逃さないことが大切です。

【四肢冷感】末梢冷感があり，冷や汗をかいている状態であれば末梢循環不全であり，ショックを疑います。

【頸静脈怒張】臥位で頸静脈が怒張しているのは正常ですが，45°以上の座位でも怒張していれば（P.25 **図4**参照），右心系の心不全で肺血栓塞栓症，心タンポナーデなどを疑います。

【胸部聴診】呼吸音減弱では気胸や血胸を疑います。湿性ラ音や心音でⅢ音やⅣ音を聴取する場合は，心筋梗塞などによる心不全を疑います。聞き取りにくいですが，心膜摩擦音や胸膜摩擦音により心膜炎や胸膜炎を疑うことも可能です。

バイタルサインの見方

まず，ショックバイタルに陥っていないか確認します。そして，血圧は四肢で測定を行いましょう。左右の血圧差は大動脈解離を疑います。また，過剰な酸素投与は避けるべきですが，それ以上に低酸素は予後を悪化させるため，SpO_2が93％以上に保たれるよう酸素投与を考慮します。

押さえておくべき特徴的事項

どんな胸痛であっても，否定できるまではACSなどの重篤な疾患として扱います。症

状の強さと重篤度が一致するとは限りません。とにかく12誘導心電図を取りましょう。

上手な声かけと問診のコツ

胸痛は持続している時間と範囲が重要です。狭心症では15分以上胸痛が持続することはなく，硝酸薬の投与で改善が認められます。急性大動脈解離では，突発性の強い背部痛を感じることが多いです。解離が進行すると痛みが移動することもあります。

胸痛部位が1点で指し示せる場合や，体位・呼吸で増悪する場合は，ACSではないことが多いです。また，一言に胸痛といっても患者の表現方法はさまざまです。ACSなどでは，圧迫感や締め付け感と表現することもありますので注意が必要です。

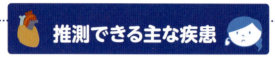
推測できる主な疾患

頻度が最も高いものとしては**筋・骨格性疼痛**で，7割程度を占めるとも言われます。

その他にも**逆流性食道炎，自然気胸（P.72），肺炎（P.74）・胸膜炎，労作性狭心症（P.20）**などがよく見られますが，**ACSや大動脈解離（P.42），肺塞栓症（P.70），緊張性気胸（P.72），食道破裂**など，見逃すと命にかかわる疾患の症状であることもあります。

失神

身体所見の取り方・見方

重篤な疾患等を除外することから始まります。

【外傷の有無】失神により頭部外傷など二次的な外傷を負うこともよくあるので全身観察が必要です。

【尿失禁】失神ではあまり認めませんが，痙攣では認めることが多いので，尿失禁の有無は失神の鑑別に役立ちます。

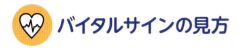 バイタルサインの見方

【脈拍】特に，徐脈か頻脈かは失神の原因を鑑別するのに役立ちます。起立性低血圧や循環血液量減少では頻脈になり，徐脈性不整脈や薬剤性では徐脈となります。

【起立性低血圧】臥位や座位から立位への体位変換を行い，次の①〜③のいずれかを認めれば起立性低血圧と診断します。

① 起立3分以内に20mmHg以上の収縮期血圧低下
② 収縮期血圧が90mmHg未満に低下
③ 10mmHg以上の拡張期血圧の低下

押さえておくべき特徴的事項

まずは致死的な心血管性の失神と循環血液量減少から考えます。労作時や前駆症状のない失神，安静時の誘因のない失神は，心血管性の失神や突然の出血を強く疑います。循環血液量減少の原因として，消化管出血と子宮外妊娠破裂を忘れてはいけません。

上手な声かけと問診のコツ

【失神の表現】患者は失神を「立ちくらみ」「貧血」と表現することも多いので注意が必要です。

【本当に失神か？】患者の訴えが本当に失神なのか確認することが大切です。意識障害や痙攣，めまいと区別することが必要です。表2に示す3つのポイントを確認します。

【目撃者を探す】失神した本人はすべてを覚えているわけではありません。「気づいたら倒れていた」ということが多く，目撃者の話が大変重要です（表3）。

表2　失神の確認

① 突然の意識消失である（突然発症）
② 姿勢が保持できない（立位の保持が困難）
③ 回復後の意識が正常（数秒から数分で意識が改善）

坂本壮：救急外来ただいま診断中！, P.27, 中外医学社, 2016.より引用，改変

表3　目撃者に確認するポイント

確認するポイント	問診のコツ
①発症様式	どのように意識を失いましたか？
②時間	どのくらいの時間，意識を失っていましたか？
③前駆症状の有無	意識を失う前に何か訴えませんでしたか？
④外傷の有無	倒れた時にどこかぶつけませんでしたか？ 支えましたか？
⑤痙攣の有無	手足をバタバタさせたり， ピクついたりしませんでしたか？
⑥意識	回復後の意識は普段と変わりありませんか？

坂本壮：救急外来ただいま診断中！，P.31，中外医学社，2016.より引用，改変

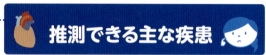

推測できる主な疾患

失神の原因として最も多く認められるのは**神経調節性失神**です。そのほかに**起立性低血圧**によるものが多く認められますが，**不整脈（P.30），ACS，大動脈解離（P.42）**などによる**心血管性失神**と**循環血液量減少**によるものを見落としてはいけません。

下肢痛

身体所見の取り方・見方

急性動脈閉塞の6Pと呼ばれる疼痛（pain），蒼白（pallor），脈拍消失（pulselessness），知覚鈍麻（paresthesia），運動麻痺（paralysis），冷感（perishing cold）を確認していくと，他疾患も含めて鑑別に役立ちます。末梢動脈（足背動脈，後脛骨動脈，膝窩動脈）の触知ができない場合には，ドップラーによる聴取を行います。また，発赤，熱感，腫脹，疼痛といった炎症の所見がないかを確認します。

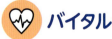 バイタルサインの見方

血管性疼痛を疑う場合には必ず四肢の血圧測定を行います。

押さえておくべき特徴的事項

　一般的に慢性的な疼痛が多いですが，血管性疼痛を疑わせる場合には迅速な対応が必要となる場合もあります。

 ## 上手な声かけと問診のコツ

【いつからどの程度の疼痛があるのか？】　発症様式を確認します。

【急激に始まったのか，徐々に始まったのか？】　急性発症の場合，まずは血管性疼痛を疑います。

【圧痛はあるか？】　安静時痛を認めるか，圧痛があるか確認します。

【動かすと悪化するか？】　関節を動かした時に起こる関節痛と鑑別します。

【間歇性跛行】　どれくらいの距離を歩くと疼痛が発生し，どの程度の休憩で改善するか確認します。

 推測できる主な疾患

　外傷，慢性疾患（**筋肉痛，腱鞘炎**）などで生じる**局所性疼痛**と，**末梢神経の圧迫，神経の感染**などで生じる**神経因性疼痛**，血管閉塞による血流の低下と代謝物の蓄積で生じる**血管性疼痛**に大きく分けられます。血管性疼痛には，**急性下肢動脈閉塞，末梢動脈疾患（PAD），大動脈解離（P.42），血栓性静脈炎，深部静脈血栓症**などが挙げられます。

推測できる主な疾患

心筋梗塞

　冠動脈の閉塞により，その血流域の心筋が壊死に陥った状態を指します。冠動脈の粥状硬化部で，粥腫の破綻またはびらんに伴う冠動脈内血栓形成（図1）と冠攣縮が，閉塞の最も重要な要因となります。その閉塞により，心筋への酸素・エネルギー供給が断たれた心筋は速やかに拡張障害を呈し，続いて収縮能を消失します。不安定狭心症，急性心筋梗塞，虚血に基づく心臓突然死は，これらの共通の病態であり，これらを総称し急性冠症候群（acute coronary syndrome：ACS）と定義されます。

【症状】 突然の前胸部痛，背中，左肩への放散痛が主な症状です。締め付けられるような激しい痛みが30分以上持続します。そのほか，発熱，呼吸困難，胃腸症状（悪心，嘔吐，腹痛）を伴うこともあります。

必要な検査，検査値・画像の特徴

　心筋梗塞を疑ったら，病歴聴取・心電図変化・心筋マーカーの上昇の3点を中心に確認し，心エコー・CAGにて確定診断に至ります。

図1　プラークの進展と破綻

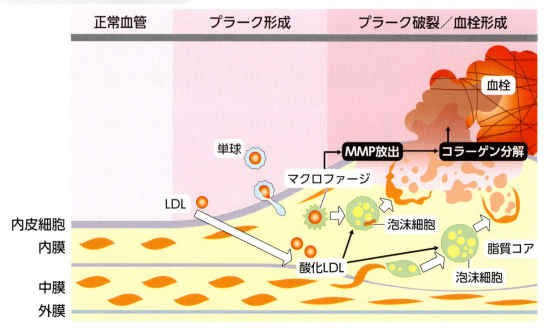

表4　心筋梗塞の部位と心電図

梗塞部位	冠動脈部位	I	II	III	aV_R	aV_L	aV_F	V_1	V_2	V_3	V_4	V_5	V_6
前壁中隔 (anteroseptal)	左前下行枝							○	○	○	○		
側壁 (lateral)	左前下行枝 左回旋枝	○				○						○	○
高位側壁 (high lateral)	左前下行枝 左回旋枝	○				○							
広範囲前壁 (extensive anterior)	左前下行枝							○	○	○	○	○	△
下壁 (inferior)	右冠動脈		○	○			○						
純後壁 (posterior)	左回旋枝 右冠動脈							◎	◎				

V_1, V_2：高いR波
V_6：STが上昇する場合がある

市川幾恵監修，松木恵里編：ICU版「意味づけ」「経験知」でわかる病態生理看護過程，P.263，日総研出版，2014.

表5　心筋梗塞における特異的な生化学検査の上昇時間と正常化

	上昇時間（時）	正常化（日）
CK	3～4	3～4
CK-MB	3～4	3～4
トロポニンT, I	3～6	7～14
心筋ミオシン軽鎖I	4～6	7～14
AST（GOT）	4～10	3～5
LDH	6～12	4～10
H-FABP	1.5	1

市川幾恵監修，松木恵里編：ICU版「意味づけ」「経験知」でわかる病態生理看護過程，P.263，日総研出版，2014.

【病歴聴取】胸部症状，関連する徴候と症状，冠危険因子（高血圧・脂質異常症・糖尿病・喫煙歴），急性大動脈解離・急性肺血栓塞栓症の可能性，出血リスク，脳血管障害・狭心症・冠血行再建の既往などを確認します。

【心電図変化】T波の尖鋭，増高，T波の陰転化，R波の減高，ST上昇／下降，異常Q波を確認します。初回の心電図で診断できない場合でも，症状が持続し急性心筋梗塞が強く疑われる場合には，5～10分ごとに12誘導心電図を記録します（**表4**）。

【心筋マーカー】心筋壊死を示す生化学マーカーの上昇は診断において必須です。しかし，発症早期には心筋マーカーが上昇していないことも多くあります。心筋マーカーの上昇がないからといって，血行再建の開始が遅れてはなりません（**表5**）。

【心エコー】心エコーは局所壁運動異常による心筋梗塞の診断，左室収縮機能，拡張機能の評価のみでなく，外科的治療の適応となることが多い機械的合併症（乳頭筋

断裂・左室自由壁破裂・心室中隔穿孔）の診断や急性大動脈解離，急性肺血栓塞栓症との鑑別に有用です。

【冠動脈造影（CAG）】冠動脈を造影剤により描出することで，器質的狭窄部位，程度を診断します。急性心筋梗塞では，CAGによる診断と共に血行再建の治療が行われることが多いです。

治療

【標準的初期治療】急性心筋梗塞では診断と初期治療を並行して進めます。初期治療は「MONA」と覚えます。

- M（morphine，モルヒネ）：胸痛の持続は心筋酸素消費量を増加させるため，硝酸薬使用にもかかわらず胸痛が持続する場合に有効です。
- O（oxygen，酸素）：酸素投与は虚血心筋傷害が軽減される可能性が示されており，酸素飽和度94％以上を目標に投与します。
- N（nitroglycerin，硝酸薬）：冠動脈や末梢の動静脈の拡張作用があります。痛みが消失するか血圧低下のため使用できなくなるまで，3～5分ごとに計3回まで，舌下またはスプレー口腔内噴霧にて投与します。
- A（aspirin，アスピリン）：単独投与でも死亡率や再梗塞率を減少させることが明らかになっており，アスピリンアレルギーなどの禁忌がないことを確認し，できるだけ早期に噛み砕いて服用させます。

【再灌流治療】最も重要なことは，いかに発症から再灌流までの虚血時間を短くするかということです。患者が医療チームと最初に接触してから，責任病変をデバイスで再開通するまでの時間（FMC〈first medical contact〉to balloon timeまたはdoor to balloon time）を90分以内にすることが目標とされています。

- 経皮的冠動脈インターベンション（PCI）：狭くなった冠動脈を血管の内側から広げる治療法です。バルーンカテーテルで広げた後，再閉塞や再狭窄のリスクを低減させるため，ステントを血管内に留置することも多くあります。
- 冠動脈バイパス術（CABG）：冠動脈の狭窄部よりも末梢と大動脈をバイパスでつなぎ，末梢血流を確保する方法です。PCIが不成功あるいは施行不可能であり，虚血が中等度以上の心筋領域に生じている場合，非外科的治療に抵抗性の不安定な血行動態が持続する患者に行われます。

血栓溶解療法（rt-PA静注療法）：血栓溶解薬（rt-PA〈アルテプラーゼ〉）を静脈内投与し，血栓溶解を行います。日本ではPCI施行施設が多く，選択されることは多くありませんが，発症早期の患者でPCI可能施設への搬送に時間を要する場合などにおいては，その適応を考慮すべき治療法です。

【投与する薬と注意点】

ヘパリン：緊急PCIでは抗血小板薬が十分に作用していない状況で行われるため，抗血栓療法としてはヘパリンが重要になります。ACTが250秒以上を維持できるよう30分おきに測定を行います。約3％にヘパリン起因性血小板減少症（HIT）が発症するとされ，血小板数の経過観察が必要です。

血栓溶解薬（rt-PA〈アルテプラーゼ〉）：血栓生成を抑制するヘパリンとは異なり，血栓を積極的に溶かす作用がある薬です。特に高齢者や発症後長時間経過した症例では血栓溶解療法による脳出血，心破裂などの合併症が多くなるため，観察が重要となります。

チエノピリジン系薬剤：冠動脈ステント治療を行う患者では，アスピリンとクロピドグレル（プラビックス）の併用が推奨されます。クロピドグレルはチクロピジン（パナルジン）より副作用が少なく，同等の効果があり，日本でも使用されるようになりました。最近では，より迅速に作用が発現するプラスグレル（エフィエント）に取って変わりつつあります。

診療看護師の視点とケア

FMC to balloon time またはdoor to balloon time 90分以内を達成するためには，さまざまな検査と診断を並行する必要があります。医師・看護師のみならず多職種間のチームワークと情報共有が重要です。患者の近くにいる看護師は，患者の状態を的確にとらえると共に，チーム全体の進行を把握し，システムとして時間がかからないよう配慮することが重要です。

狭心症

一過性の心筋虚血により狭心痛を来すものを指します。

狭心症の発生機序としては，次のようなものがあげられます（図2）。

器質的狭心症

冠動脈の器質的狭窄（主に動脈硬化）により，心筋血流が低下することによって発生します。労作時に発生することが多く，労作性狭心症と呼ばれることもあります。

冠攣縮性狭心症

冠動脈の攣縮（spasm）により冠動脈が狭窄したり，閉塞することにより発生します。安静時や夜間に発症することが多いとされていますが，運動などで攣縮が誘発されることもあります。冠攣縮性狭心症の患者の多くは，冠動脈に軽度の器質的変化があると言われています。

冠攣縮性狭心症の中で，発作時の心電図でST上昇を伴うものを異型狭心症と呼びます。異型狭心症は一過性のST上昇を示しますが，心筋壊死所見（CKやAST，トロポニンの上昇）がありません。

冠血栓性狭心症

冠動脈内血栓形成による高度狭窄または，一過性の閉塞後再開通により発生します。

【症状】3～10分程度持続する前胸部絞扼感（狭心痛），放散痛（左肩～左上肢，頸部）が主な症状ですが，呼吸困難や嘔吐，めまいを伴うこともあります。前胸部絞扼感は，単なる胸の痛みではなく，胸部が締め付けられる，圧迫されるなどと表現されることが多いです。また，胸痛の部位は1点で指し示すことが困難で，握りこぶしや手掌で示されることが多いです。不安定狭心症は，これらの症状が新しく出現したもの，頻度・程度が増悪したもの，安静時にも発作が見られるようになったものを指します。持続時間が30秒以下の場合には，筋骨格性の疼痛を疑います。

図2 狭心症の機序による分類

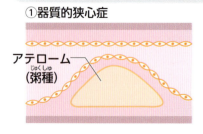

①器質的狭心症
アテローム（粥腫）

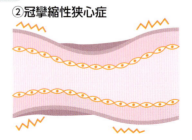

②冠攣縮性狭心症

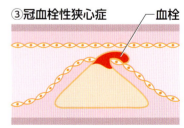

③冠血栓性狭心症
血栓

必要な検査，検査値・画像の特徴

【心電図】 発作時には，労作性狭心症ではSTの低下，異型狭心症ではSTの上昇が見られます。

非発作時には，負荷により虚血を誘発し，それを心電図変化で判定する負荷心電図が行われます。負荷の方法としては，Master法（2段の階段を一定時間昇降する），トレッドミル（ベルトの上を歩行する），エルゴメーター（自転車こぎ）が一般的です。不安定狭心症や急性心筋梗塞が疑われる患者では禁忌となります。

日常生活中の心電図を24〜48時間記録するHolter（ホルター）心電図も冠攣縮性狭心症や不安定狭心症の診断に用いられます。

【心エコー】 心筋の壁運動異常（asynergy）がないか，駆出率（EF）が低下していないかなどを観察します。また，ドブタミンなどの薬物を負荷し，局所の壁運動低下などがないか観察する負荷心エコーが行われることもあります。

【冠動脈造影（CAG）／冠動脈CT】 冠動脈を造影剤により描出することで，器質的狭窄部位，程度を診断します。冠動脈CTは末梢からの造影剤投与のみで画像化できるため，患者への侵襲が低いです。しかし，陰性的中率は極めて高いものの，陽性的中率が十分でないとも言われています。

異型狭心症では，アセチルコリンの冠動脈内注入にて冠動脈のspasmを誘発し，確定診断に至ります。

【心筋シンチグラフィー】 血流にのって心筋細胞に取り込まれた放射性薬剤を撮影することによって，低灌流域を可視化して診断します。

【血液検査】 心筋逸脱酵素，虚血性心疾患のリスク因子（血糖，脂質）の確認を行います。

 ## 治療

発作時には，ニトログリセリンが有効です。無効の場合は急性心筋梗塞の可能性が高いです。

初期治療では，労作制限と増悪因子（貧血，発熱，低酸素など）の除去を基本として，冠動脈の血行再建（PCI，CABG〈P.18参照〉）を行います。長期的には，残存する冠狭窄による心筋虚血予防と冠動脈病変の進行，再発予防のため，食事療法，運動療法，薬物療法を行います。

不安定狭心症では，急性心筋梗塞への進展防止が重要であり，即入院とし誘因除去，十分な薬物療法（硝酸薬，β遮断薬〈β-blocker〉，抗血小板薬，ヘパリン）を行います。

異型狭心症は，spasmが原因であるため，血行再建は適用となりません。予防には硝酸薬とCa拮抗薬が有効です。

【投与する薬と注意点】

硝酸薬（ニトロ製剤）：狭心症の症状を改善する薬です。冠動脈を拡張させ，心筋への血流を増加させます。硝酸薬には耐性があるため，頻繁に使用していると効果が減弱してしまいます。また，古くなっても効果が減弱するため，使用期限についても説明する必要があります。

抗血小板薬：血小板の凝集を防ぐことで血栓症の発症を減らす薬です。また，冠動脈ステント留置後のステント血栓症の予防にも用いられます。2剤の抗血小板薬を同時に使用する抗血小板薬2剤併用療法（dual antiplatelet therapy：DAPT）を行うこともあり，出血の合併症には十分注意が必要です。

β遮断薬：心拍数・血圧・心筋収縮を抑え，心筋酸素消費量を下げることで症状改善効果がある薬です。また，安定虚血性心疾患の予後改善薬としての効果もあります。血圧や心拍数が下がりすぎると，めまい・ふらつき・全身倦怠感などの症状を認めやすく注意が必要です。

ACE阻害薬・ARB：狭心症の予後改善効果を期待する薬です。狭心症患者のうち，陳旧性心筋梗塞で心機能低下例，あるいは高血圧合併例，糖尿病合併例，慢性腎臓病合併例には有効とされています。ACE阻害薬では空咳の副作用に注意します。

スタチン：脂質異常症の治療薬です。コレステロールの合成を阻害することにより，血中のLDLコレステロールを低下させます。それ以外にもスタチンの作用が予後改善に寄与していると考えられています。

診療看護師の視点とケア

狭心症の60〜80％は症状のみから診断が可能と言われており，患者の自覚症状など病歴を十分に聴取することが大切です。不安定狭心症は心筋梗塞に移行する可能性のある病態です。症状出現の可能性を常に考えていましょう。

血行再建が行われても，すべての器質的狭窄が解除できているわけではありません。その後の生活習慣が予後に影響するため，生活指導が重要となります。

心不全

心不全とは，組織が必要とする循環血液量を心臓が拍出できない病態です。左心系の機能不全により，心拍出量の減少による諸臓器の血流低下と肺静脈うっ滞による肺の浮腫を来した病態である左心不全と，右心系の機能不全により全身の静脈系のうっ滞を来し，諸臓器にうっ血を来した病態である右心不全に大きく分けられます。

左心不全

左心拍出量が低下することで左室拡張末期容量が増加し，左心房圧が上昇することで肺静脈圧が上昇して肺うっ血，肺水腫を来します。肺循環系のうっ血が著明となることで，さまざまな症状を呈します。原因となる疾患としては，心筋疾患，虚血性心疾患，不整脈，僧帽弁疾患，後負荷が増加する高血圧，大動脈弁疾患などが挙げられます。

主な症状として頻脈，交互脈，チアノーゼ，全身倦怠感などが拍出量の低下により現れます。また，肺うっ血により，呼吸困難（労作性，安静時，夜間発作性），起座呼吸，急性肺水腫（泡沫状喀痰，水泡性ラ音）などが認められます。

右心不全

右心拍縮量が低下することで右室拡張末期容量が増加し，右心房圧が上昇することで中心静脈圧が上昇して体循環系のうっ血を来します。体循環系のうっ血が著明となることで，頸静脈怒張，胸水（右優位），下腿浮腫，肝腫大など，さまざまな症状を呈します。原因となる疾患としては，慢性閉塞性肺疾患，肺塞栓，心タンポナーデ，虚血性心疾患（下壁梗塞に伴う右室梗塞），収縮性心膜炎などが挙げられます。右心不全の多くは，左心不全に続発して生じます。

必要な検査，検査値・画像の特徴

心不全の程度や重要度を示す分類には自覚症状から判断するNYHA心機能分類（**表1**，P.9），急性心筋梗塞時には他覚所見に基づくKillip分類（**表6**），血行動態指標によるForrester分類（**図3**）があります。

【身体所見】

聴診：低心拍出性心不全の患者ではⅠ音の減弱およびⅢ音，Ⅳ音を聴取することが多く，心室性や心房性ギャロップを呈します。

血圧：高血圧が無治療で急性心不全に至った場合と，急性心不全のために血圧が上昇

表6 Killip分類

クラス	身体所見
クラスⅠ	心不全の徴候なし
クラスⅡ	軽度〜中等度心不全 ラ音聴取域が全肺野の50％未満
クラスⅢ	重症心不全 肺水腫，ラ音聴取域が全肺野の50％以上
クラスⅣ	心原性ショック 血圧90mmHg以下，尿量減少，チアノーゼ，冷たく湿った皮膚，意識障害を伴う

Killip T, Kimball JT. Treatment of myocardial infarction in a coronary care unit：A two year experience with 250 patients. Am J Cardiol. 20. 457-464. 1967.

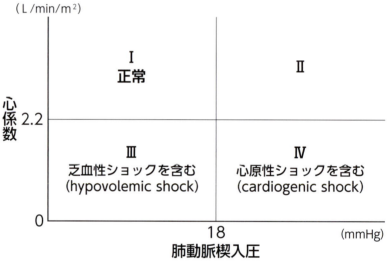

図3 Forrester分類

している場合があります。

中心静脈圧の非観血的観察（図4）：臥位で頸静脈が怒張しているのは正常ですが，45°以上の座位でも怒張していれば中心静脈圧が高値であると判断します。

【心電図】急性心不全患者では，12誘導心電図検査を繰り返し実施します。また，心電図モニタリングは必須と言えます。

【採血】動脈血液ガス分析により呼吸不全やアシドーシスを判断します。また，急性心筋梗塞の存在を示唆するCK-MBやトロポニンなどの心筋逸脱酵素，うっ血性心不全で上昇するBNP（NT-Pro BNP），右心不全を示唆するAST/ALT，ビリルビン値を測定します。また，心不全の原因となる貧血，感染症の確認を含めて，血算

図4　非観血的中心静脈圧の推定法

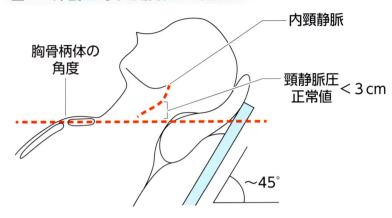

生化学検査を実施します。

【胸部X-P】 診断および治療効果判定にX線肺うっ血像の読影は必須です。

【心エコー】 血行動態の異常，心ポンプ機能の異常とそれに伴う心室充満圧の上昇，心拍出量低下の存在，原因疾患についての所見を得ることができます。

 治療

　急性期では，迅速に重症度を含めて診断し，適切な治療を開始します。患者の病態が安定したら，生命予後および心筋保護を考慮した適切な薬物療法を開始します。また，可能な限り早期の離床を進めます。

　肺うっ血のある患者では血管拡張薬を使用し，体うっ血のある患者では主に利尿薬を使用した治療を行います。末梢循環不全の所見がある，もしくは低血圧の患者では，カテコラミン薬の静脈内投与が必要です。

　呼吸管理にはカニューラやマスクによる酸素療法を行いますが，さらに重症な換気障害を有する場合は，非侵襲的陽圧換気（NPPV）の使用が推奨されています。それでも呼吸状態の維持が困難な場合には，気管内挿管による人工呼吸が必要となります。

　また，治療抵抗性で難症例では，持続的血液濾過透析（CHDF），大動脈バルーンパンピング（IABP），経皮的心肺補助装置（PCPS），心室補助装置（VAD）などが使用されます。

【投与する薬と注意点】

血管拡張薬：血管収縮による後負荷増大が急性心不全の主因であるという考えの普及により，血管拡張薬が第一選択薬となっています。収縮期血圧が100mmHg以上あれば，使用が可能と判断します。ニトロールやミオコールなどの硝酸薬とカルペ

リチド（ハンプ）がよく用いられます。

強心薬：収縮期血圧が100mmHgを下回り，かつ四肢冷感などの末梢循環不全を伴う患者に用いられます。血圧を維持することを目的にドパミンやノルアドレナリン，心収縮を補助することを目的にドブタミンが用いられます。

利尿薬：利尿薬の代表格は，ループ利尿薬であるフロセミド（ラシックス）です。急性期は点滴静注で使用し，体液貯留の減少が見られたところで内服に切り替えます。フロセミドの必要量は個人差が大きく，最適の量に調節していくことが必要です。そのほか，作用機序の異なるサイアザイド系利尿薬（フルイトラン）なども使用されます。また最近では，選択的バソプレシンV_2受容体拮抗薬（サムスカ）も用いられるようになってきました。この薬剤では，水利尿が中心となるため，高ナトリウム血症に注意が必要です。

> **診療看護師の視点とケア**
>
> 退院前に生活指導，服薬指導，食事指導などの包括的な患者・家族教育を行い，心不全増悪による繰り返し入院を予防することが大切です。
>
> NPPV使用時には患者の協力が必要不可欠であり，十分かつ継続的な患者および家族への説明と，マスク装着時の違和感を軽減，圧迫による褥瘡の予防が必要です。呼吸状態と共に，マスクの密着状態やエアリークの有無を確認することが重要です。

高血圧

血圧は**図5**に示す因子で規定され，高血圧は，次のように分類されます。

本態性高血圧：原因の明らかでない高血圧を指します。つまり，血圧上昇を来す基礎疾患を見いだし得ない高血圧です。高血圧患者の大部分がこれにあたります（**表7**）。

二次性高血圧：高血圧を来す原因が明らかなもので，適切な治療により治癒が期待できる場合があるものを指します。

悪性高血圧：拡張期血圧が130mmHg以上あり，腎機能障害が急速に進行し，放置すると全身症状が急激に増悪し，心不全，高血圧性脳症，脳出血などが発症する予

図5 血圧を規定する因子

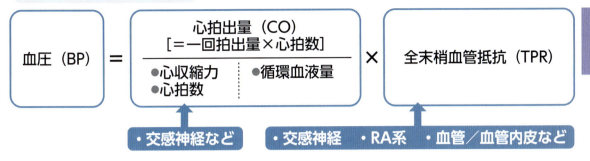

表7 成人における血圧値の分類 (mmHg)

	分類	収縮期血圧		拡張期血圧
正常域血圧	至適血圧	<120	かつ	<80
	正常血圧	120-129	かつ/または	80-84
	正常高値血圧	130-139	かつ/または	85-89
高血圧	Ⅰ度高血圧	140-159	かつ/または	90-99
	Ⅱ度高血圧	160-179	かつ/または	100-109
	Ⅲ度高血圧	≧180	かつ/または	≧110
	（孤立性）収縮期高血圧	≧140	かつ	<90

日本高血圧学会高血圧治療ガイドライン作成委員会編：高血圧治療ガイドライン2014, P.19, 日本高血圧学会, 2014.

後不良の病態を指します。

　高血圧で自覚症状を来すことはほとんどありません。しかしながら，高血圧の患者の心臓は求心性左室肥大症状を呈し，圧負荷による低拍出性心不全へとつながります。そして，左室肥大は，心血管疾患のリスクファクターとして知られています。血圧と脳血管障害発生危険率や末期腎不全に至る危険率，心血管病変における死亡率との関係については多くの大規模臨床試験により示されています。

必要な検査，検査値・画像の特徴

　本態性高血圧の診断は，二次性高血圧を除外することで行われます（表8）。

治療

　高血圧治療の目的は，高血圧の持続によってもたらされる心血管病の発症・進展・再発を抑制し，死亡を減少させることです。一般的な降圧目標は140／90mmHg未満です。
【生活習慣】生活習慣の修正は，高血圧予防や降圧薬開始前のみならず，降圧薬開始

表8 主な二次性高血圧を示唆する所見と鑑別に必要な検査

原因疾患	示唆する所見	鑑別に必要な検査
二次性高血圧一般	重症高血圧，治療抵抗性高血圧，急激な高血圧発症，若年発症の高血圧	
腎血管性高血圧	RA系阻害薬投与後の急激な腎機能悪化，腎サイズの左右差，低K血症，腹部血管雑音	腎動脈超音波，腹部CTA，腹部MRA，レノグラム，PRA，PAC
腎実質性高血圧	血清Cr上昇，蛋白尿，血尿，腎疾患の既往	血清免疫学的検査，腹部CT，超音波，腎生検
原発性アルドステロン症	低K血症，副腎偶発腫瘍	PRA，PAC，負荷試験，副腎CT，副腎静脈採血
睡眠時無呼吸症候群	いびき，肥満，昼間の眠気，早朝・夜間高血圧	睡眠ポリグラフィー
褐色細胞腫	発作性・動揺性高血圧，動悸，頭痛，発汗	血液・尿カテコールアミンおよびカテコールアミン代謝産物，腹部超音波・CT，MIBGシンチグラフィー
クッシング症候群	中心性肥満，満月様顔貌，皮膚線状，高血糖	コルチゾール，ACTH，腹部CT，頭部MRI，デキサメタゾン抑制試験
サブクリニカルクッシング症候群	副腎偶発腫瘍	コルチゾール，ACTH，腹部CT，デキサメタゾン抑制試験
薬物誘発性高血圧	薬物使用歴，低K血症	薬物使用歴の確認
大動脈縮窄症	血圧上下肢差，血管雑音	胸腹部CT，MRI・MRA，血管造影
甲状腺機能低下症	徐脈，浮腫，活動性減少，脂質，CPK，LDH高値	甲状腺ホルモン，TSH，自己抗体，甲状腺超音波
甲状腺機能亢進症	頻脈，発汗，体重減少，コレステロール低値	甲状腺ホルモン，TSH，自己抗体，甲状腺超音波
副甲状腺機能亢進症	高Ca血症	副甲状腺ホルモン
脳幹部血管圧迫	顔面けいれん，三叉神経痛	頭部MRI・MRA

日本高血圧学会高血圧治療ガイドライン作成委員会編：高血圧治療ガイドライン2014，P.116，日本高血圧学会，2014.

後においても重要となります。生活習慣の複合的な修正はより効果的です（**表9**）。

【降圧薬療法】 降圧薬の心血管病抑制効果の大部分は，その種類よりも降圧度によって規定されます。Ca拮抗薬，ARB，ACE阻害薬，少量利尿薬，β遮断薬を主要降圧薬とし，病態や合併症の有無に応じて，適切な降圧薬を選択します。降圧目標を達成するためには，多くの場合2，3剤の併用が必要となります。異なるクラスの降圧薬の併用は，降圧効果が大きく，降圧目標を達成するために有用です。

【投与する薬と注意点】

Ca拮抗薬：多くの症例で第一選択薬として用いられます。主な薬理作用は冠動脈および末梢血管拡張作用，心収縮力の抑制，刺激伝導系の抑制ですが，心抑制作用は臨床用量域ではほとんど見られません。副作用としては，動悸，頭痛，ほてり感，浮腫，歯肉増生や便秘などが挙げられます。

表9　生活習慣の修正項目

1.	減塩	6g/日未満
2a.	野菜・果物	野菜・果物の積極的摂取[*1]
2b.	脂質	コレステロールや飽和脂肪酸の摂取を控える 魚（魚油）の積極的摂取
3.	減量	BMI（体重(kg)÷[身長(m)]^2）が25未満
4.	運動	心血管病のない高血圧患者が対象で、中等度の強度の有酸素運動を中心に定期的に（毎日30分以上を目標に）行う
5.	節酒	エタノールで男性20～30mL/日以下 女性10～20mL/以下
6.	禁煙	（受動喫煙の防止も含む）

生活習慣の複合的な修正はより効果的である
[*1] 重篤な腎障害を伴う患者では高K血症をきたすリスクがあるので、野菜・果物の積極的摂取は推奨しない。糖分の多い果物の過剰な摂取は、肥満者や糖尿病などのエネルギー制限が必要な患者では勧められない。
日本高血圧学会高血圧治療ガイドライン作成委員会編：高血圧治療ガイドライン2014, P.40, 日本高血圧学会, 2014.

ARB：日本ではCa拮抗薬に次いで使用されている降圧薬です。アンジオテンシンⅡによる強力な血管収縮、体液貯留、交感神経活性を抑制することによって降圧作用を発揮します。副作用は低頻度ですが、妊婦や授乳婦への投与は禁忌です。

ACE阻害薬：強力な昇圧系であるレニン・アンジオテンシン系を抑制することで降圧作用を発揮します。ACE阻害薬は降圧作用のみでなく、冠動脈疾患の発症リスクを有意に抑制するとされています。副作用で多いのはブラジキニンの作用増強による空咳です。また2型糖尿病治療薬のDPP4阻害薬との併用で、血管神経性浮腫が増加するとの報告が最近増えています。

利尿薬：日本人は高食塩摂取が特徴的であり、食塩感受性高血圧が多く、減塩が困難な高血圧では、利尿薬が少量から併用されます。サイアザイド系利尿薬、ループ利尿薬、カリウム保持性利尿薬があり、降圧薬としては、一般的にはサイアザイド系利尿薬が使用されることが多いです。副作用としては、低カリウム血症、低マグネシウム血症などの電解質異常が挙げられます。

β遮断薬：心拍出量の低下、レニン産生の抑制、中枢での交感神経抑制作用などによって降圧します。β遮断薬は気管支喘息、Ⅱ度以上の房室ブロック、レイノー症状、褐色細胞腫に対しては禁忌で、慢性閉塞性肺疾患では慎重投与となります。

> **診療看護師の視点とケア**
>
> 診察室血圧と家庭血圧は白衣高血圧などの影響から測定値が異なる場合も多く存在し，その場合は家庭血圧を優先します。家庭血圧の測定は，患者の治療継続率を改善すると共に，降圧薬治療による過剰な降圧，あるいは不十分な降圧を評価するのに役立つため，高血圧患者に家庭血圧の測定指導を行うことは非常に重要です。
>
> 配合薬により処方を単純化することは，アドヒアランスを改善し，血圧コントロールの改善につながります。患者の服薬状況を把握して変更の可能性について医師と相談することも大切です。

不整脈

不整脈とは，心臓のリズム（調律）の異常を指します。

心臓では洞結節という電気活動のスタートとなる部分から信号が始まります。そして，房室結節→ヒス束→右脚・左脚→プルキンエ線維と順に伝わっていきます。これを刺激伝導系（**図6**）と言い，不整脈はこれらのどこかの部分で異常が起こったものです。そして，心臓の電気的活動を記録した心電図で不整脈として認識されます。

不整脈は大きく分けて，徐脈性と頻脈性に分類されます。そして徐脈性では，洞結節に原因のある洞不全症候群と房室結節に原因のある房室ブロックに分けられます。頻脈性では，上室性と心室性に分けられます（**表10**）。

図6　心臓の電気信号の伝わり方（刺激伝導系）

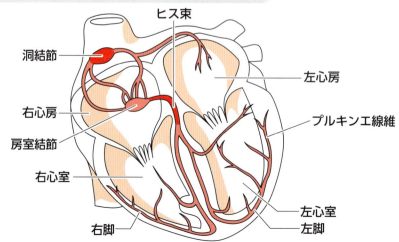

表10 不整脈の分類

徐脈性	洞機能異常	洞不全症候群
	房室結節異常	房室ブロック
頻脈性	上室性	発作性上室性頻拍 心房粗動 心房細動 心房性期外収縮
	心室性	心室期外収縮 心室頻拍 心室細動

表11 Rubenstein分類

Ⅰ群	洞性徐脈	原因不明で心拍数50回/分以下の持続性徐脈
Ⅱ群	洞停止,洞房ブロック	房室接合部補充収縮,あるいは心室補充収縮を伴う
Ⅲ群	徐脈頻脈症候群	Ⅰ群あるいはⅡ群の徐脈と共に発作性上室性頻拍,心房細動,心房粗動などによる頻脈発作が確認されている

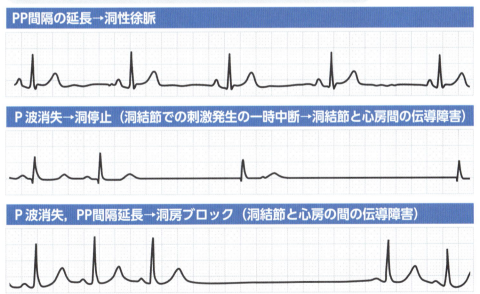

図7 洞不全症候群(洞性徐脈・洞停止・洞房ブロック)

各不整脈の症状および特徴と治療

【洞不全症候群(表11, 図7)】洞結節の機能低下または消失が主な原因と考えられる調律異常です。原因としては突発性のものが多いです。無症状のものは治療を必要としないことが多いですが,症状としてめまい,失神,息切れ,易疲労感,眼前

図8 房室ブロック

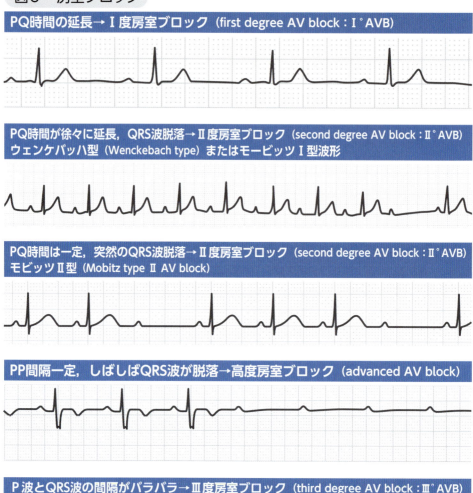

暗黒感などが出現するものについては、人工ペースメーカーの適応となります。

【房室ブロック（図8）】心房心室間の興奮伝導障害を房室ブロックと言います。一過性心停止による脳虚血でめまい，失神，痙攣などの症状を呈することがあります。高度な徐脈が持続すると血行動態が悪化し，突然死に至ることもあります。めまい，失神などがある場合は緊急ペーシングを行います。Ⅰ度，Ⅱ度（Wenckebach型）房室ブロックでは，症状がない場合は基本的に経過観察です。Ⅱ度（MobitzⅡ型），Ⅲ度房室ブロックでは，一般的に恒久的ペースメーカーの適応となります。

【上室性頻拍（図9）】心房または房室結節部に興奮発生部位がある頻拍です。突然の

図9　上室性頻拍

P波不明瞭，QRS波正常か延長，RR間隔は短く規則的→発作性上室性頻拍（PSVT）

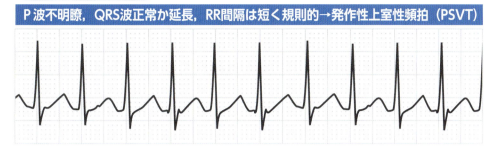

図10　心房粗動

P波消失，F波出現，RR間隔は規則的→心房粗動（AF）
（心房が規則的に250〜300回/分で興奮する上室性の頻拍）

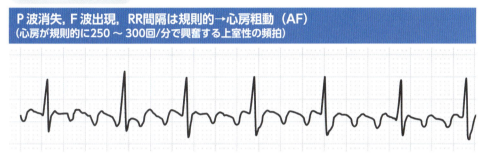

図11　心房細動

P波消失，f波出現，RR間隔不規則→心房細動（Af）
（心房筋が300回/分以上の高頻度で不規則な興奮と収縮を行う上室性の頻拍）

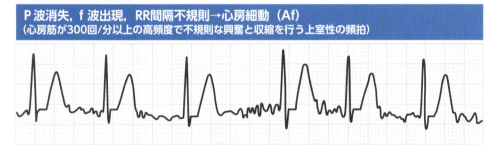

動悸の出現と，時に著明な血圧低下によるめまいや失神発作を引き起こす場合があります。発作時には迷走神経刺激や抗不整脈薬（Ⅳ群，Ⅰa，Ⅰc群）投与が行われますが，薬物治療が無効で症状がある場合には，電気ショックの適応となります。根治治療としては，カテーテルアブレーションが有効とされています。

【心房粗動（図10）】200回/分以上の心房筋の規則的な頻数収縮（F波）が見られます。F波の数は250〜300回/分で振幅・波形が心房細動と比べて規則的です。QRSはF波に対して1：2〜1：4となります。発作時には抗不整脈薬（Ⅰa，Ⅰc群）を用いて停止を試みます。薬物治療が無効な場合は，電気ショックも適応となります。

【心房細動（図11）】心房の各部分の無秩序な電気的興奮により，心房の細かな興奮が心室へ不規則に伝導するため，心室のリズムも不規則となります。f波と呼ばれ

図12 期外収縮

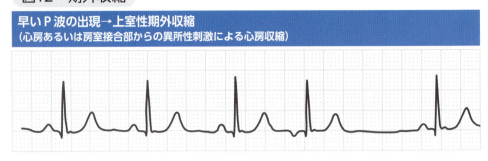

早いP波の出現→上室性期外収縮
（心房あるいは房室接合部からの異所性刺激による心房収縮）

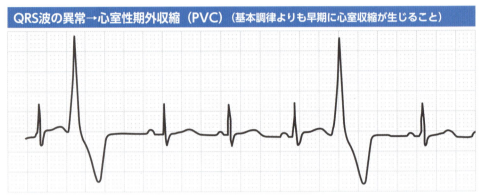

QRS波の異常→心室性期外収縮（PVC）（基本調律よりも早期に心室収縮が生じること）

る基線の揺れが見られ，f波は300〜600回/分となります。一般に僧帽弁狭窄症，甲状腺機能亢進症，高血圧などが原因となることが多いですが，特に高齢者では基礎疾患がなくとも発症することがあります。症状としては動悸や胸痛，血栓による左心系塞栓症を来すことがあります。発症後2日以内では電気ショックや抗不整脈（Ⅰa群）による停止を試みます。主に慢性期では，心拍数を減少させる目的でβ遮断薬やCa拮抗薬が用いられます。また，発症持続時間が48時間以上の場合にはヘパリン，ワーファリン，Ⅹa阻害薬による抗凝固療法の適応となります。

【期外収縮（図12）】洞心拍よりも早期に起こる心筋の異常興奮を指します。上室性のものと心室性のものに分けられます。心室期外収縮の重症度はLown分類（表12）により7段階に分けられ，GradeⅢ以上の期外収縮は致死的不整脈に移行する可能性があり，注意を要します。

【心室頻拍（図13）】心室の一部から起こる異所性刺激が突然に連続して発生し，頻脈を引き起こします。血行動態が安定していれば，意識は鮮明で動悸，呼吸困難などが主症状となります。治療は，抗不整脈薬（Ⅲ群）を静注します。血行動態の悪化に伴い，失神・意識消失を伴います。ショック状態では，電気ショックが第一選択となります。

【心室細動（図14）】心室筋が統一なく無秩序に収縮している状態で，心拍出量は0と

表12　Lown分類

Grade 0	心室期外収縮なし	
Grade Ⅰ	散発性（1個/分または30個/時間以内）	
Grade Ⅱ	頻発性（1個/分または30個/時間以上）	
Grade Ⅲ	多形性（期外収縮波形の種類が複数あるもの）	
Grade Ⅳ	a	2連発
	b	3連発以上
Grade Ⅴ	短い連結期（RonT現象）	

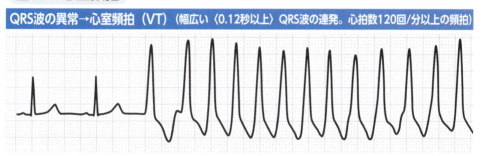

図13　心室頻拍

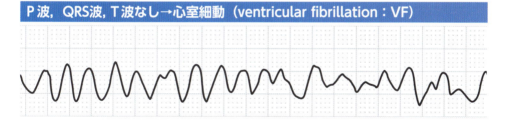

図14　心室細動

なります。徐脈性不整脈，心筋障害，低カリウム血症，QT延長症候群などが原因となります。直ちにBLSを開始し，電気ショックを行います。

【投与する薬と注意点】

　抗不整脈薬はVaughan-Williams（ヴォーン・ウィリアムズ）分類（**表13**）やSicilian Gambit（シシリアンガンビット）分類（**表14**）に従って分類されます。Vaughan-Williams分類は比較的単純で今でもよく用いられ，活動電位に対する薬効で分類されています。最近では，チャネル，ポンプ，受容体に対する作用で分類した方が妥当ではないかと考えられ，Sicilian Gambit分類がよく用いられるようになってきています。

表13 Vaughan-Williams分類

分類		作用	主な作用部位	代表的な薬剤
Ⅰ群	Ⅰa	Naチャネル抑制 Kチャネル抑制	心室筋 心房筋	プロカインアミド　キニジン シベンゾリン　ジソピラミド
	Ⅰb	Naチャネル抑制 Kチャネル開放促進	心室筋	フェニトイン　リドカイン メキシレチン
	Ⅰc	Naチャネル抑制	心室筋 心房筋	ピルシカイニド　フレカイニド プロパフェノン
Ⅱ群		β1受容体遮断	洞結節 房室結節	プロプラノロール　メトプロロール アテノロール　ビソプロロール
Ⅲ群		Kチャネル抑制	心室筋 心房筋	アミオダロン　ニフェカラント ソタロール
Ⅳ群		Caチャネル抑制	洞結節 房室結節	ジルチアゼム ベラパミル

表14 Sicillian Gambit分類

薬剤名	チャネル Na+ 早	中間	遅	Ca2+	K+	If	受容体 α	β	M2	A1	ポンプ Na+-K+ ATPase	臨床的効果 左室機能	洞頻度	副心作用外性	心電図上の効果 PR	QRS	JT
リドカイン	○											→	→	◎			↓
メキシレチン	○											→	→	◎			↓
トカイニド	○											→	→	●			↓
モリシジン	❶											↓	→	○		↑	
プロカインアミド		Ⓐ			◎							↓	→	●	↑	↑	↑
ジソピラミド		Ⓐ			◎				○			↓	→	◎	↓↑	↑	↑
キニジン		Ⓐ			◎		○		○			→	↑	◎	↓↑	↑	↑
プロパフェノン		Ⓐ						◎				↓	↓	○	↑	↑	
アプリンジン		❶		○	○	○						→	→	◎	↑	↑	→
シベンゾリン			Ⓐ	○	◎				○			↓	↓	○	↑	↑	→
ピルメノール			Ⓐ		◎				○			↓	↑	↑	↑	↑	↑→
フレカイニド			Ⓐ		○							↓	→	○	↑	↑	
ピルジカイニド			Ⓐ									↑→			↑	↑	
エンカイニド			❶									↓	→	○	↑	↑	
ベプリジル	○			●	◎							?	↓				↑
ベラパミル	○			●			◎					↓	↓	○	↑		
ジルチアゼム				◎								↓	↓		↑		
プレチリウム					●		▨	▨				→	↑				↑
ソタロール					●			●				↓	↓	○	↑		↑
アミオダロン	○			○	●		◎	◎				→	↓	●	↑		↑
アリニジン				◎	●							?	↓	●			
ナドロール								●				↓	↓		↑		
プロプラノロール	○							●				↓	↓	○	↑		
アトロピン									●			→	↑	◎	↓		
アデノシン										☐		?	↓	○	↑		
ジゴキシン									☐		●	↑	↓	●	↑		↓

相対強度：○弱，◎中間，●強，❶：不活性状態の遮断薬，☐：アゴニスト，▨：アゴニスト／アンタゴニスト

Members of the Sicilian Gambit：Antiarrhythmic Therapy；A Pathophysiologic Approach. Futura Publishing 1994, p94より引用，改変

> **診療看護師の視点とケア**
>
> 不整脈を発見するとついついモニター画面に注目してしまいますが、波形以上に患者の状態が大切です。例えば、PSVTなのか、1：1の心房粗動なのか波形の判別が困難な場合もあります。
>
> どちらの波形なのかを判断することよりも、患者の症状、バイタルサインから緊急処置が必要なのかを判断することの方が重要です。

肺高血圧症

さまざまな原因により、肺動脈の血圧が高値となる病態を指します。安静時に右心カテーテル検査を用いて実測した肺動脈平均圧が25mmHg以上の場合、肺高血圧と定義されます。肺高血圧症は次のように分類されます。

肺動脈性肺高血圧症

肺高血圧の症例の中でも、肺動脈楔入圧が15mmHg以下の場合を肺動脈性肺高血圧と定められています。基礎疾患を持たない高度の肺高血圧を主徴とする特発性肺動脈性肺高血圧症、遺伝性肺動脈性高血圧症、門脈圧亢進症に伴う肺高血圧症などがあります。

左心性心疾患に伴う肺高血圧症

肺高血圧症の中で最も多いとされます。肺高血圧は存在しますが、肺動脈楔入圧も高いため、計算上の肺血管抵抗は低くなります。

肺疾患および／または低酸素血症に伴う肺高血圧症

COPD（慢性閉塞性肺疾患）や間質性肺疾患などの重症例においては、器質的・機能的影響が肺循環器系にもさまざまな影響を与え、肺高血圧を合併するとされています。

慢性血栓閉塞性肺高血圧症

肺動脈が器質化した血栓により閉塞し、肺血流分布と肺循環動態の異常が6カ月以上にわたって固定している病態です。

詳細不明な多因子のメカニズムに伴う肺高血圧症

血液疾患、全身性疾患、代謝性疾患などによるが、詳細が不明な肺高血圧症です。

【症状】肺高血圧症の自覚症状としては，労作時呼吸困難，息切れ，易疲労感，動悸，胸痛，失神，咳嗽，腹部膨満感などが見られます。しかし，いずれも軽度の肺高血圧では出現しにくく，症状が出現した時には，すでに高度の肺高血圧症が認められることが多いです。

必要な検査，検査値・画像の特徴

【心電図】右心室肥大による変化（右心室ストレイン，V_1のR波増高，右軸変化など）や右心房負荷に伴う肺性P波などが見られます。

【心エコー】非観血的に肺動脈圧を推定するのは有用です。ただし，過少評価や過大評価も多く，確定診断には右心カテーテル検査が必要です。

【肺換気血流シンチグラム】肺高血圧の評価には使用できませんが，肺高血圧症の原因検索において，特に慢性血栓閉塞性肺高血圧の診断には有用です。

【CT・MRI】間質性肺疾患や肺気腫の評価や慢性血栓閉塞性肺高血圧の血栓の存在部位を明らかにする方法として用いられます。

【右心カテーテル・肺動脈造影】肺高血圧の確定，分類，重症度・治療効果の判定には必須の検査です。肺動脈圧，肺動脈楔入圧，心拍出量，肺血管抵抗，混合血酸素飽和度などの測定が行われます。また，肺動脈造影により，血栓の存在部位を明らかにします。

治療

【肺動脈性肺高血圧症】カルシウムチャネル拮抗薬や特異的肺高血圧治療薬が使用されます。単剤で十分な治療効果が得られない場合には，複数薬剤による併用療法が考慮されます。内科的治療法に反応しない例は肺移植の適応となります。

【左心性心疾患に伴う肺高血圧症】原疾患に対する治療が優先され，肺高血圧治療薬の臨床試験では，十分な治療効果は得られていません。

【肺疾患および／または低酸素血症に伴う肺高血圧症】治療効果が確立されているのは酸素療法と肺移植です。睡眠時無呼吸症候群による肺高血圧の場合には，睡眠時無呼吸症候群に対する治療であるCPAPの効果が認められています。

【慢性血栓閉塞性肺高血圧症】エビデンスのある治療としては，肺動脈の中枢側に血栓があるものに対する肺動脈血栓内膜摘除術のみですが，最近では末梢側の血栓が

主体の病態に対してカテーテルを用いた経皮的肺動脈拡張術が普及してきています。投与する薬とその注意点は次のようになります。

プロスタグランジンI$_2$：強力な肺血管拡張作用と血小板凝集抑制作用があり，さらに，血管平滑筋増殖抑制作用があります。持続静脈投与されるエポプロステノール（フローラン）と経口投与するベラプロスト（ドルナー）があります。

エンドセリン受容体拮抗薬：平滑筋細動に存在するエンドセリン受容体への刺激は，血管平滑筋収縮と増殖，炎症・線維化を促進するため，その受容体をブロックすることで肺血管抵抗を減少させます。

ホスホジエステラーゼ5阻害薬：ホスホジエステラーゼ5は肺血管平滑筋細胞に豊富で，これを阻害することで血管平滑筋を弛緩させます。

診療看護師の視点とケア

肺高血圧症はさまざまな疾患の続発症として発症していることも多く，肺高血圧症そのものだけでなく，原疾患についてのケアについても並行して行っていくことが大切です。

慢性経過の中では，自覚症状と付き合いつつ治療を進めていく必要があることも多くあります。個々により異なる運動量と症状の関係性を患者自身に認識してもらうことが重要となります。

心臓弁膜症

心臓には僧帽弁，大動脈弁，三尖弁，肺動脈弁の4つの弁があり，それぞれの弁に対して閉鎖不全症と狭窄症が存在しますが，ここでは，臨床経過上重要となる，僧帽弁狭窄症・閉鎖不全症と大動脈弁狭窄症・閉鎖不全症，三尖弁閉鎖不全症について解説します。

僧帽弁狭窄症（MS）

僧帽弁口面積の減少により，拡張期に左心房から左心室への血液の流入が障害されている病態を指します。病因として以前はリウマチ性のものが多かったですが，現在は，硬化性のものが増加しています。左心室にとって必要な量の血液が入ってこない

ため，前負荷不足であり，1回拍出量が低下します。そのため，心拍出量を確保するため心拍数は増加します。一方，左心房にとっては，肺から血液が流入してくるにもかかわらず，左心室への血液排出が困難であり，後負荷過多となります。そのため，左心房拡大を引き起こし，心房細動の原因となります。

【症状】1回拍出量低下に伴う頻脈，右心房負荷による心房細動，肺うっ血による息切れ，呼吸困難感などがあります。

僧帽弁閉鎖不全症（MR）

僧帽弁の閉鎖不全により収縮期に左心室より左心房に向かって血液が逆流する病態を指します。病因としては，変性性疾患によるものが多く，腱索が延長・断裂したりすることで，弁接合面のずれが生じ，逆流が発症します。また，感染性心内膜炎による疣贅（ゆうぜい）により直接組織が破壊されることでも発症します。いったん拍出した血液が左心房に逆流しており，左心室にとっては常に過剰流入で，容量負荷増大による前負荷過多の状態となります。そのため，左心室は過剰収縮になります。

【症状】軽症例では症状を訴えないことが多いですが，左心不全が進行すると労作性呼吸困難，起座呼吸，易疲労感などを呈します。

大動脈弁狭窄症（AS）

大動脈弁の狭窄により収縮期の左心室と大動脈間に圧較差の生じた病態を指します。病因としては，動脈硬化性のものがほとんどです。左心室にとって純粋に後負荷増大となり，収縮期に過大な圧力を発生せざるを得なくなり，心筋は肥大肥厚します。

【症状】左心室内圧が上昇することで心筋血流が低下し，虚血を起こすことから狭心痛を生じます。また，心拍出量の低下に伴い，失神発作やめまいを来すこともあります。

大動脈弁閉鎖不全症（AR）

大動脈弁の閉鎖が不完全なために，拡張期に大動脈より左心室へ向かって血液が逆流し，左心室に容量負荷を来す病態を指します。病因としては動脈硬化性のものと変性性のもの，感染性心内膜炎に伴う弁尖破壊によるものがあります。拡張期に大量の血液が左心室に逆流し，容量負荷増大の病態となります。そのため，拡張期血圧は低下，収縮期血圧は上昇するため，脈圧が大きくなります。

【症状】左心不全による呼吸困難，動悸が主症状となります。

三尖弁閉鎖不全症（TR）

三尖弁の閉鎖不全により収縮期に右心室より右心房に向かって血流が逆流する病態

を指します。病因としては左心系弁膜疾患での二次性肺高血圧症による，右心室拡大に伴う機能的（二次性）なものが多くを占めます。

【症状】頸静脈怒張・拍動，肝腫大，浮腫など，著明な右心不全症状を生じます。

 ## 必要な検査，検査値・画像の特徴

【MS】心雑音は拡張期に低音の逆流音が聴かれます。心エコーでは弁口面積の減少が観察され，僧帽弁通過血流速度が増大します。

【MR】心雑音は心尖部にて全収縮期雑音が聴かれます。心エコーではカラードップラーにて逆流の程度を判断します。これは心臓カテーテルの左室造影にて判断されることもあります。

【AS】心雑音は第2肋間胸骨右縁にて収縮期雑音が聴かれます。心エコーでは弁口面積の減少が観察され，大動脈弁通過血流速度の増大，圧較差が認められます。また，左心室は著しく肥大して観察されます。

【AR】心雑音は拡張期に聴かれます。心エコーではカラードップラーにて逆流の程度を判断します。心臓カテーテルでは大動脈造影にて重症度判定を行います。

【TR】心雑音は第4肋間胸骨左縁にて全収縮期雑音が聴かれます。胸部X-Pにて右心系の拡大，奇静脈の拡大，胸水などが観察されます。心エコーではカラードップラーにて逆流の程度を判断します。右心カテでは右房圧の上昇が観察されます。

 ## 治療

根本的な治療は手術療法が基本となります。内科的な治療で症状が十分に改善されない場合は手術療法の適応となります（**表15**）。手術には，自己弁を温存する弁形成術と人工弁に置換する弁置換術があります。

人工弁には機械弁と生体弁があります。機械弁は耐久性に優れるものの，ワーファリンによる抗凝固療法が一生涯必要となります。生体弁は耐久性に限界があり，若年者では再置換術が必要となる可能性がありますが，ワーファリンは術後3カ月程度で中止することができます。年齢や出産希望，透析の有無などさまざまな状況を考慮して選択されます。

表15　心臓弁膜症の手術

	術式	手術適応
MS	直視下交連切開術（OMC），僧帽弁置換術（MVR）	NYHA Ⅱ度以上の自覚症状があり，中等症または重症のMSで，経皮的僧帽弁バルーン形成術の適応がない症例。
MR	僧帽弁形成術（MVP），僧帽弁置換術（MVR）	急性MRでは，カテコラミンなどの内科的治療で血行動態の改善が得られない場合，緊急手術の適応。慢性無症候性重症MRでは，左室駆出率（LVEF）60％未満，左室収縮末期径（LVDs）40mm以上が1つの指標となる。
AS	大動脈弁置換術（AVR），経皮的大動脈弁置換術（TAVI），バルーン大動脈弁形成術（BAV）	失神や狭心症症状があれば絶対適応。症状がなくてもほかに心臓手術が必要な場合や，ASが心機能に大きな影響を及ぼしている場合にも適応。
AR	大動脈弁置換術（AVR），大動脈弁形成術（AVP），自己弁温存手術	症状がなくても逆流が重度となれば適応。
TR	三尖弁輪形成術（TAP），三尖弁置換術（TVR）	高度の一次性逆流で症状を伴う場合（強い右心不全がない時）。中等度以上の二次性逆流。

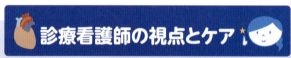

診療看護師の視点とケア

　自覚症状がない状態で手術適応となる場合には，患者の受容が得られにくいため，今後のQOLの確保や経過について十分な説明，理解に努める必要があります。

　術後にはワーファリン内服状態で退院となることが多く，抗凝固療法の必要性や食事・生活指導などが合併症予防に重要となります。

大動脈解離

　大動脈壁が中膜のレベルで二層に剥離し，動脈走行に沿ってある長さを持ち二腔になった状態を指します。

　解離の部位による分類としてStanford分類，解離と入口部の位置による分類としてDe Bakey分類が用いられます（図15）。

【症状】突発する胸部・背部の激痛が主症状となりますが，大動脈分岐動脈の閉塞症状と破裂症状（出血性ショック，心タンポナーデ）などが重なり，多彩な症状を呈します。解離が大動脈弁まで達するとARによる心不全症状や，冠動脈口に及ぶと

図15 急性大動脈解離におけるStanford分類とDeBakey分類）

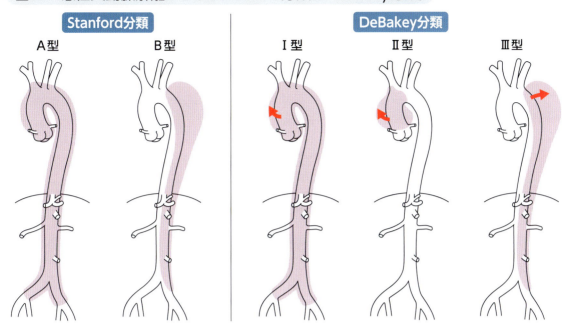

急性心筋梗塞の症状を呈することもあります。

 必要な検査，検査値・画像の特徴

【造影CT】解離の存在の確認だけでなく，Stanford分類，血管外血腫の有無，胸水や心嚢液の有無も含めて緊急外科治療の必要について判断します。

【心エコー】壁運動異常，心嚢液，大動脈弁逆流の有無を観察し，また上行大動脈の径や剥離内膜の有無，さらに頸動脈や腹部大動脈の剥離内膜を確認します。非侵襲的で，ベッドサイドで行うことができるため，日本ではスクリーニングとして多用されています。

【12誘導心電図】ACSとの鑑別を行いますが，急性心筋梗塞を合併した場合には鑑別が困難となる場合もありますので，他の検査と併せて判断を行う必要があります。

 治療

【外科的治療】Stanford A型では基本的に緊急手術の適応となります。エントリー（内腔の血液が中膜組織内に入り込む破綻部位）を含む解離大動脈瘤を含む部位の人工血管置換術を行います。解離腔が血栓閉塞している場合の治療については意見が分かれます。また，重要臓器の虚血症状がある場合も緊急手術の適応となります。

【内科的治療】Stanford B型では数日間は安静にし，強固な降圧療法を行います。目

標血圧は収縮期100～120mmHg程度とされています。

【投与する薬と注意点】

Ca拮抗薬：末梢動脈の平滑筋へ作用し血管を拡張させ，中心血圧を低下させます。効果が速やかでしっかりと血圧低下を得ることができるため，ニカルジピンが第一選択として降圧に用いられます。反射性交感神経刺激作用があるため，投与後頻脈になりやすいとされ，注意が必要です。

硝酸薬：静脈系の血管拡張作用が強く，動脈系血管拡張作用は弱いため，ニカルジピンほどの降圧効果は得られにくいですが，極端な過降圧になることが比較的少なく使用しやすい薬剤とも言えます。硝酸薬は耐性を生じやすいため注意が必要です。

β遮断薬：大動脈解離においての降圧は血管壁への負荷を軽減することが目的となります。その中で，β遮断薬は血圧を下げるだけでなく，心拍数を低下させる作用もあるため有効といえます。喘息の既往がある患者ではβ遮断薬が禁忌となるため注意が必要です。

診療看護師の視点とケア

体形（マルファン体形），血圧値（左右差や上下肢差），痛みの程度が冷汗を伴うほど強かったかどうか，痛みが移動したかなどで疑うことができるため，ACSとの鑑別を考えつつ，問診を行います。

内科的に治療を行う症例では，数日から1週間程度の絶対安静が必要となるため，ストレスから不穏状態を呈することも多いです。不穏は血圧コントロールをも困難にするため，不安軽減などに努めることは精神安定のみでなく，治療上も重要です。

引用・参考文献

1) The criteria committee of the New York Heart Association. Nomenclature and criteria for diagnosis of diseases of the heart and great vessels. 9th edition, Boston, Mass：Little, Brown & Co；1994：253-256.
2) 坂本壮：救急外来ただいま診断中！，中外医学社，2015.
3) 市川幾恵監修，松木恵里編：ICU版「意味づけ」「経験知」でわかる病態生理看護過程，P.263，日総研出版，2014.
4) Killip T, Kimball JT. Treatment of myocardial infarction in a coronary care unit：A two year experience with 250 patients. Am J Cardiol. 20. 457-464. 1967.
5) 藤田英雄，城丸瑞恵監修：新ナーシングレクチャー　心・血管系の症状・疾患の理解と看護，中央法規出版，2013.

6) 百村伸一監修：見てできる臨床ケア図鑑　循環器ビジュアルナーシング，学研メディカル秀潤社，2014．
7) 龍野勝彦編著：心臓外科エキスパートナーシング，改訂第3版，南江堂，2004．
8) 佐藤健太：異変を訴える患者の"急変前"アセスメント，日総研出版，2012．
9) 医療情報科学研究所編：病気がみえる　vol.2，循環器疾患，第1版，メディックメディア，2003．
10) 特集 予防・再発防止につなげる心不全の病態とケアマニュアル，HEART nursing，Vol.22，No.6，P.23〜65，2009．
11) 特集 目でみてどんどん理解！心臓弁膜症患者さんの治療とケア，HEART nursing，Vol.22，No.10，P.21〜63，2009．
12) 特集 心電図と不整脈を読み解くための20の黄金ルール，HEART nursing，Vol.28，No.7，P.5〜55，2015．
13) 特集 来院からの90分がカギ！タイムチャートと重要キーワードでおさえる急性冠症候群（ACS）の治療とケア，HEART nursing，Vol.28，No.9，P.5〜47，2015．
14) 特集 心臓のくすりをシンプルに考える35のヒント 必ず薬に立つ薬剤ハンドブック2015つき，HEART nursing，Vol.28，No.11，P.5〜50，2015．
15) 特集 読解プロセスですいすいわかる！完全攻略 炎の心電図ドリル50，HEART nursing，Vol.29，No.6，P.11〜85，2016．
16) 特集 ハートナースのためのキードラッグ厳選教室 ACE阻害薬&ARB β遮断薬 抗血小板薬&抗凝固薬，HEART nursing，Vol.29，No.7，P.11〜53，2016．
17) 医療情報科学研究所編，岡庭豊，荒瀬康司：イヤーノート内科・外科編（2013年版），第22版，メディックメディア，2012．
18) 循環器病の診断と治療に関するガイドライン（2012年度合同研究班報告），ST上昇型急性心筋梗塞の診断に関するガイドライン（2013年改訂版）
19) 循環器病の診断と治療に関するガイドライン（2011年度合同研究班報告），肺高血圧症治療ガイドライン（2012年改訂版）
20) 鮎沢衛：肺高血圧治療，日大医学雑誌，Vol.72，No.5，P.260〜261，2013．
21) 佐藤徹：肺高血圧症の最近の治療，日本内科学会雑誌，Vol.97，No.2，P.430〜437，2008．
22) 佐藤徹：特発性肺動脈性肺高血圧症，杏林医学会雑誌，Vol.46，No.2，P.187〜191，2015．
23) 循環器病の診断と治療に関するガイドライン（2010年合同研究班報告），急性心不全治療ガイドライン（2011年改訂版）
24) 日本高血圧学会高血圧治療ガイドライン作成委員会編：高血圧治療ガイドライン2014，日本高血圧学会，2014．
25) 循環器病の診断と治療に関するガイドライン（2010年合同研究班報告），大動脈瘤・大動脈解離診療ガイドライン（2011年改訂版）
26) 循環器病の診断と治療に関するガイドライン（2008年合同研究班報告），不整脈薬物治療に関するガイドライン，（2009年改訂版）
27) 林敏雅：はじめてでもやさしいモニター心電図　装着の手順から波形の読み方まで，学研メディカル秀潤社，2014．
28) Members of the Sicilian Gambit：Antiarrhythmic Therapy；A Pathophysiologic Approach. Futura Publishing 1994, p94
29) トーアエイヨー：循環器用語ハンドブック（WEB版），洞（機能）不全症候群．
http://med.toaeiyo.co.jp/contents/cardio-terms/disease/3-55.html（2016年11月閲覧）
30) トーアエイヨー：循環器用語ハンドブック（WEB版），Lown分類．
http://med.toaeiyo.co.jp/contents/cardio-terms/test-exam-diagnosis/4-35.html（2016年11月閲覧）
31) 木村直行：術式別に学ぶ心臓血管手術：胸部大動脈疾患 5．急性大動脈解離の手術，INTENSIVIST，Vol.7，No.4，P.833〜846，2015．
32) 循環器病の診断と治療に関するガイドライン（2011年度合同研究班報告），弁膜疾患の非薬物治療に関するガイドライン（2012年改訂版）

臨床必携
患者さんの見方がわかる。看護・アセスメント・治療

呼吸器の何か変？

[執筆] 山添世津子

呼吸器疾患の症状と訴え

　呼吸器の疾患の中で最も多く遭遇する症状の一つに咳と痰がありますが，まずは咳・痰が出ている時に何を観察して看護するとよいか解説します。また，胸痛に関しては，呼吸器や心臓の重篤な疾患との鑑別が大切になります。喘鳴や息切れ，呼吸困難なども呼吸器領域の重要な症状で鑑別診断が必要となってきます。

患者の症状・訴えから何を疑う？

咳

身体所見の取り方・見方

　咳嗽は通常，気道の異物を体外に出そうとする生理的な現象で，何らかの原因で咳受容体が刺激され，求心性神経を介して延髄の咳中枢を刺激し，遠心性神経（迷走，横隔，脊髄神経）による声門の閉鎖，呼気筋群の収縮により発生します。

　咳嗽のある患者は，咳の性質や，期間，出る時間や誘発される因子などに注意して診察します。

咳の性質：湿性の咳嗽，もしくは乾性の咳嗽か聞き分けます。
咳の期間：急性の咳嗽，もしくは遷延性の咳嗽，または慢性の咳嗽を区別します。
咳の出る時間：昼間のみか，朝方もしくは深夜なのか，1日中なのかを区別します。
咳が誘発される因子：体位，外出時，食事・寒冷刺激等によるものかを区別します。

押さえておくべき特徴的事項

　咳嗽のみでは致死的な病態ではありませんが，注意が必要なポイントがいくつかあります。まず，咳嗽は空気感染や飛沫感染経路の一つです。インフルエンザや結核など感染により重症化する疾患もあります。また，病院には免疫能が低下した易感染状態の患者がいますので，マスクの着用や必要時にゾーニング（zoning：部屋や区画を用途に分けて考えること。他の外来患者から隔離された場所での診察）などの配慮が必要です。

　咳嗽は1回で2kcal消費するとされ，咳が続くと大変なエネルギー消耗と苦痛を伴います。しかし，咳嗽患者の治療において，対症療法としての咳止めを目的とした内服には注意が必要です。湿性咳嗽では特に，鎮咳効果の強い中枢性麻酔性の薬剤などで咳を止めてしまうと，痰と一緒に異物を出そうとする生理的な働きも止めてしまい，痰が貯留することで細菌が繁殖しやすい環境をつくり悪化することがあります。咳を止めてはいけない病態もあるため，このような場合は，去痰薬・うがい・抗炎症薬で対応します。一方，咳止めが有効な場合は，空咳が強い時期（マイコプラズマ・クラミジアによる気管支炎）や，咳による体力消耗がひどい肺がん末期，咳による炎症の強い初期の感冒症状などです。

上手な声かけと問診のコツ

「どんな咳が出ますか？ 痰が絡むような咳ですか？ それとも，空咳ですか？」などと咳の性質を質問し，湿性の咳嗽か乾性の咳嗽かを判別します。次に，「いつから咳が出ましたか？」と咳の出る期間を聞きます。また，いつまで咳が出るのか，咳が続くのか，昼間のみか，朝方もしくは深夜なのか，1日中なのか咳の出るタイミングを尋ねます。その際，どういう状況で咳が出るのか質問するのも有効です。体位，外出時，食事・寒冷刺激など，咳が誘発される因子を質問します。

病院内では頻度の高い臨床所見の一つであり，疾患に特徴的な咳はありますが，「咳」だけで何の疾患かを判断することは困難です。咳以外の随伴症状が病態や診断のヒントとなります。また逆に，随伴症状が全くないことも症状の手がかりになります。咳がなぜ出るのか，咳中枢に働きかけるものが何なのかを咳のタイプなどから考えてみると，疾患にたどり着きやすいかもしれません。

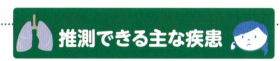

咳嗽の種類によって，疾患を推測することができます（表1）。

また，咳の出る時期によって疾患を鑑別することもできます（表2）。

そのほかに，薬の副作用によるものもあります。例えば，ACE阻害薬などは咳を誘発します。**肺塞栓**や**心外膜炎**など，気道の原因以外にも咳嗽が起こる病態があります。

表1 咳嗽の種類と考えられる疾患

咳嗽の種類	考えられる疾患
湿性咳嗽	急性気管支炎，慢性気管支炎，気管支喘息（P.77），肺水腫，肺がんなど
乾性咳嗽	胸膜炎，マイコプラズマ，オウム病，間質性肺炎，がん性リンパ管症，ACE阻害薬（降圧剤の一種）内服など
犬吠様咳嗽	クループ，急性喉頭蓋炎，ジフテリアなど
急性咳嗽	肺炎（P.74），風邪症候群など
遷延性咳嗽	感染後咳嗽，マイコプラズマ，クラミジア肺炎（慢性咳嗽への途中経過）など
慢性咳嗽	咳喘息，アトピー咳嗽，慢性気管支炎，結核（P.60），肺がん，慢性副鼻腔炎，百日咳など

表2 咳の出る時期と考えられる疾患

咳の出る時期	考えられる疾患
起床時	後鼻漏の影響→**副鼻腔炎**や**アレルギー性鼻炎**の可能性
就寝により消失する	**心因性の咳嗽**の可能性
夜間の臥床中	**GERD（胃食道逆流症），うっ血性心不全，睡眠時無呼吸**など
深夜から早朝	副交感神経優位により影響を受けるものや，ハウスダスト，明け方冷え込みの影響→**喘息**（P.77）
食事中	食物の気管内に迷入→**食道気管支瘻**や**誤嚥**など

痰

呼吸器系からの粘液の分泌と繊毛運動により，外気から入ってきた埃や異物・剥離した細胞など分泌物を痰として排出します。通常，50～100mL/日は生産されており，気管壁で吸収されたり嚥下されたりしますが，肺うっ血や気道の炎症や気道過敏性が増して分泌液の量が増加すると，痰として出てきます。

身体所見の取り方・見方

痰の量や痰の性状を聞き取り，実際その場で痰が出ているようであれば観察を行います。痰の多い患者において，痰の喀出ができないと肺炎や無気肺につながります。重症であれば，呼吸不全，ひいては痰による気道閉鎖が起こり窒息してしまう危険性もあります。まずは，チアノーゼの有無の観察や酸素飽和度を測るなどし，換気・酸素化が保たれているかを確認します。咳嗽反射が弱い場合や自己喀出ができない場合には，直ちに吸引など処置を必要とします。痰の粘稠度や，特に高齢の患者では口腔汚染の状況を観察することも重要です。

押さえておくべき特徴的事項

ほとんどの場合，痰は気道の感染や炎症を示すので，気道の炎症や肺の感染などを考えます。しかし，炎症以外の原因で気道から出てくる痰もあります。ピンクの泡沫様痰は肺の血管から漏出性に出る痰で，急性の心不全を疑います。喀痰に血液の混じる血痰では，喀血と吐血の区別がポイントです。明らかな血痰でなければ，鼻腔や口腔内の観察し，喀血と間違われやすい吐血の判別をします。吐血は，食物残渣や胃酸

の混入があり混暗褐色様であることが多く，嘔吐・多量飲酒歴など，吐血のリスクとなる背景が関係します。喀血は，咳嗽に伴う血性の泡沫状であることが多いです。大量喀血を起こす要因（肺がんや結核など空洞病変や血管奇形など）の有無を評価し，大量出血でない場合は保存的に経過観察します。大量喀血は緊急の対応が必要です。気道開通のために挿管し，患側を下にして健側への血液吸入を最小限にします。

上手な声かけと問診のコツ

疾患に関係なく喫煙でも痰は増加します。生活環境や職業（粉塵曝露）などの影響もありますので，喫煙歴・職業・生活歴の確認をします。痰は炎症所見であることが多いため，呼吸器周辺症状として咳嗽の有無，発熱，呼吸苦，また痰の量や粘稠度についても質問します。痰の"切れ"が悪いと排痰困難になります。去痰薬を考慮する場合もありますので，「痰の出しやすさ」を質問するとよいです。気道のクリアランスを上げた方がよいのか，痰の水分量を調節した方がよいのか，痰の切れの調節方法を考えることができます。

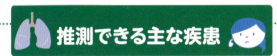

推測できる主な疾患

痰の性状と特徴的疾患の鑑別として，褐色粘稠で糸を引く痰では**クレブシエラ肺炎**，鉄さび色の痰では**肺炎球菌性肺炎**，赤や褐色の痰では**肺炎（P.74）・結核（P.60）**，緑黄色の痰では**緑膿菌性肺炎**，膿性の強い腐敗臭の痰では**嫌気性菌性肺化膿症**が考えられます。炎症による痰の増加として考えられる疾患として，**喘息（P.77）**や**慢性気管支炎**，**肺炎（P.74）**，**COPD（P.62）**などがあります。また，特に痰の量が多い（100mL/日以上）代表的な疾患として，**び漫性汎細気管支炎**と**気管性拡張症**，**肺胞上皮がん**があります。

胸痛（非心原性胸痛）

胸痛では致死的な緊急性を要する疾患が含まれます。その代表として，ACS（急性冠症候群），大動脈解離，突発性食道破裂，肺血栓塞栓症，緊張性気胸があります。これらを鑑別することが大切です。

身体所見の取り方・見方

　まず，緊急性を要する疾患を除外してから，非心原性の胸痛を鑑別します。そのため，胸部の圧迫感や肩への放散痛などの心原性の胸痛の特徴を理解し，バイタルサインや心電図・採血などより適切に重症度をトリアージすることが重要です。胸痛以外に，胸やけや嘔吐・悪寒，肩や歯の痛みなどACS（急性冠症候群）を疑う随伴症状があれば，速やかな対応が必要です。呼吸器系の緊急性を要する疾患の代表は緊張性気胸です。胸郭の動きの左右差と聴診が重要になります。呼吸パターンを十分に観察し，冷や汗や呼吸困難感の訴え，SpO_2の低下などに注意します。

　それらが否定できたら，次に胸痛にどのような特徴があるのか，痛みの部位や性質を把握します。部位を把握することで，どの臓器から痛みが発生しているのかを考えます。胸部にある臓器が要因となる内臓痛か，肋間神経などの神経痛や外傷などによる骨格の解剖学的な損傷痛など，多くの情報を得ることができます。また，痛み部位に圧痛や叩打痛があるか，胸膜刺激症状として，深呼吸で吸気に痛みが発生するか確認します。さらに，心膜炎などでは仰臥位で痛みが増強し，前傾姿勢で改善するため，どのような体勢で痛みが発生するか確認します。筋骨格系の痛みであれば，労作による痛みの増強が見られます。

 ## 押さえておくべき特徴的事項

　胸部は，呼吸をしていると常に動きがある部位のため，呼吸性の痛みがあるのか，深呼吸ができるかなど，胸郭の動きを大きくすることで痛みの増悪がないかが把握できます。

　また，痛みが片側性の場合，次のような原因を考えます。肋骨や肋軟骨であれば，圧迫や叩打により部位が明確になります。気胸や胸膜炎など呼吸器系疾患でも起こります。右側の胸痛では，呼吸器系の疾患以外に，季肋部や右側腹部から胸部にかけての痛みを右胸痛と表現されることもあります。胆石・胆のう炎の痛みである可能性もあります。左側の胸痛では，心血管系の痛みの可能性があります。中央の痛みは食道など消化器系の臓器から発生する痛みの可能性があります。女性では，授乳中の乳腺炎や月経などによるホルモンバランスの変化で乳房の痛みなどもあります。器質的疾患がない場合は，ストレスなど心因性の胸痛の可能性も考えます。

上手な声かけと問診のコツ

痛みがどのようなものなのか特徴をとらえるため，例えば「OPQRST」を使い，的確な問診を行います。

O（Onset）：発症様式

突然発症の呼吸器系の胸痛では気胸などが考えられますが，ACSや大動脈解離などの可能性もありますので，特に注意が必要です。逆に，発症から痛みのピークが遅い場合には，非心臓由来の痛みの可能性が高いです。このほか，転倒や外傷など受傷機転がないか確認します。

P（Palliative／Provocative）：寛解因子／増悪因子

労作でも増悪しない胸痛は，非心原性の胸痛を疑います。また，筋肉痛や骨折などでは，体動や咳嗽により強い痛みを生じます。

Q（Quality）：性状

神経痛では，「ピリピリ」「チクチク」するなどと表現されることがあります。

R（Region／Radiation）：場所／放散

胸痛の詳細な部位を把握するためには，患者に痛む部位を具体的に指し示してもらうのも有効です。痛みの部位がピンポイントで指せる場合は非心臓由来であることが多いです。

S（related Symptoms／Severity）：随伴症状／重篤度

水疱や発赤などの皮膚症状や打撲痕や内出血の有無など，外観の情報を取ることも重要です。

T（Time course）：時間経過

心筋梗塞では30分以上の痛みの持続がありますが，非心臓由来の胸痛は数秒のことが多いです。

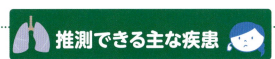

推測できる主な疾患

吸気で増悪する痛みの場合は，胸膜性の疼痛を考えます。**肺炎（P.74）**や**胸膜炎**，**肺血栓塞栓症（P.70）**，**気胸（P.72）**，**心外膜炎**，**外傷**，**膠原病**などが挙げられます。臓器別に区分すると，心・血管系では**急性冠症候群**や**大動脈解離（P.42）**，消化器系では**突発性食道破裂**，**逆流性食道炎**，**胃・十二指腸穿孔（P.105）**，

呼吸器系では**肺塞栓**や**緊張性気胸（P.72）**，縦隔気腫，筋骨格系では**筋肉痛**や**肋骨骨折**などが鑑別に挙がります。そのほか，感染によるものでは**帯状疱疹**などが考えられます。

喘鳴

　気道に狭窄部位が生じ呼吸をすると出るヒューヒュー，ぜいぜいなどと表現される音が喘鳴です。連続性のラ音で，聴取するタイミングで狭窄部位が分かります。喘鳴があると必ず気管支喘息というわけではありません。

身体所見の取り方・見方

　喘鳴は，気道に強い炎症が生じて苦しい場合が多いので，患者にとって安楽な姿勢で身体所見を取ります。聴診器を使用しなくても聴取される喘鳴は，かなり強い狭窄が起こっているため，速やかな対応が必要です。

　聴診では，吸気時の喘鳴をstridor（ストライダー），主に呼気時の喘鳴を笛音（Wheeze：ウィーズ）と分類します。stridorは，吸気時にはっきりした連続性のラ音が聴取され，狭窄部位は中枢気道の閉塞が考えられます。それに対しwheezeは，呼気時に高音性の連続性ラ音が聴取され，末梢気道の閉塞を意味します。

押さえておくべき特徴的事項

　喘鳴を生じる疾患で，特に速やかな対応が必要になる病態の一つとして，急速な喘鳴で発症するアナフィラキシーがあります。こういった場合は喘鳴など呼吸症状に注意が必要です。治療が遅れると気道確保困難となり，窒息の危険性があります。アナフィラキシーショックは，食事，蜂刺され，造影剤使用などでも起こり，直ちにアドレナリンの投与や重症であれば気道確保が必要になります。ERやCT室の関係部署でのスタッフは，アナフィラキシーショックが起こった際のシミュレーションをしておくことが重要です。また，アナフィラキシーは二峰性の経過を辿ることがあるため，喘鳴が生じる重症例では24時間は経過観察が必要となり，入院の適応となります。

　次に，喘息の重責発作（後述〈P.77〉）など，窒息の危機にある病態を発見することが

重要です。会話ができない，座っていられないなど通常に問診ができない状況は，緊急性が高いと考えられます。聴診器を使わなくても聞こえるwheezeや急速に悪化する喘鳴と呼吸困難感には注意が必要です。また，気管支炎でも気管支の炎症により狭窄し喘鳴が出現しますので，発熱や咳嗽などの感冒症状といった呼吸器周辺症状も観察します。

 上手な声かけと問診のコツ

問診では，いつから始まったか，どのような喘鳴か，日内変動や季節性はあるか，発症誘因は何か，体位による変動はあるかなどを確認します。また，発熱や咳嗽，痰，呼吸困難，胸痛などの随伴症状や，環境因子として職場や家屋の状況，ペットの有無や喫煙の有無なども重要な情報となります。狭窄を誘発させるものが何であるか（例えば，気管支炎などの急性の炎症によるもの，慢性炎症のCOPD増悪などで起こるもの，喘息発作などによる可逆性の狭窄，アレルギー性の疾患など）を予測し問診に当たるのがコツです。

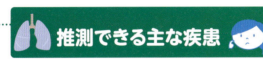
推測できる主な疾患

stridorの代表的疾患は，**アデノイド**や**喉頭炎**，**咽頭クループ**，**喉頭浮腫**，**喉頭けいれん**，**アナフィラキシー**などです。wheezeの代表的疾患は，**気管支喘息（P.77）**です。**気管支炎**，**細気管支炎**，**肺癌**，**慢性肺気腫**，**気管支拡張症**など，末梢気道に炎症を起こす病態のほか，**珪肺**などでも起こります。また，**うっ血性心不全（P.23）**では**肺水腫**になり喘鳴が起こることもあります。**びまん性汎細気管支炎**は，中年期以降の**慢性副鼻腔炎**の患者に多く起こり，咳や痰，労作時の息切れに加え呼吸喘鳴を伴うことがあります。

息切れ・呼吸困難

呼吸困難とは呼吸時の不快な感覚ですが，呼吸不全のない場合も含めて主観的訴えになります。患者が「息が苦しい」と訴えがあれば，酸素飽和度などにかかわらず呼吸困難を意味します。酸素飽和度が低くても呼吸困難感がない場合もあります。患者がどのような呼吸をしているかが重要です。

身体所見の取り方・見方

呼吸困難を訴える時には，気道，呼吸，循環（ABC）を観察することが大切です。ABCが安定していれば，問診，確認事項，トリアージなどを行います。

A（Airway）：気道評価

口腔内異物，血液・誤嚥，口咽頭損傷，舌根沈下などの気道閉塞の有無を確認します。声がはっきり出て会話が可能であれば，Aの重篤な問題はありません。

B（Breathing）：呼吸評価

呼吸様式，胸郭の動き，胸部体表の創傷，チアノーゼなど観察を行い，呼吸数やSpO_2を測定します。

C（Circulation）：循環評価

蒼白，冷感，末梢チアノーゼ，出血の有無，心拍数，血圧，毛細血管再充血時間を観察します。

【呼吸様式の観察】　呼吸様式を観察し，呼吸をしていても酸素化に有効な呼吸ができていない，下顎呼吸であれば，呼吸のサポートが必要です。努力様の呼吸であるか，呼吸補助筋の使用や胸式呼吸や腹式呼吸など，脱衣させ胸腹部の動きを十分に観察します。疾患によっては，呼吸の型や数，リズムなど特徴的な所見が見られることがあるので注意深く観察します。呼吸のリズムなどが視診で分かりにくい時は，患者の腹部に手を当てて測定するとよいでしょう（**表3**）。

【聴診】　聴診は左右対象に肺尖部から左右交互に聴取します（**図1**）。含気の程度を知ると共に，異常音（副雑音）を聞き分けます（**表4**）。断続性の雑音では，捻髪音（fine crackle）はパチパチ・パリパリといった高く細かい音で，吸気終末に聞こえます。これは，正常な肺胞が開いた後から，開きにくくなっている肺胞が開く音です。断続的な水泡音（coarse crackle）はブツブツと低く粗い音が吸気から呼気全般に聴取されます。これは太い気管支に空気が通過する際に聞かれる液体様物の破裂音です。肺水腫や肺炎，気道分泌物を伴う疾患で認めます。

押さえておくべき特徴的事項

通常，呼吸困難感は，労作により酸素使用量が増加して増強しますが，心因性の呼吸困難においては，労作では呼吸苦は増悪しないのが特徴です。ERを受診する若い

表3 呼吸の型・数・リズム異常

項目		状態	呼吸の型
正常		成人：12〜18回/分，1回換気量500mL程度，規則的 小児：20〜30回/分，新生児：30〜50回/分	〜〜〜
呼吸数と深さの異常	頻呼吸	深さは変わらないが呼吸数が増加する（25回/分以上）	
	徐呼吸	深さは変わらないが呼吸数が減少する（12回/分以下）	
	多呼吸	呼吸数・深さ共に増加する	
	少呼吸	呼吸数・深さ共に減少する	
	過呼吸	呼吸数は変わらないが深さが増加する	
	無呼吸	安静呼気位で呼吸が一時的に停止した状態	
リズム異常	クスマウル大呼吸	・代謝性アシドーシスの際などで見られる代償性過換気 　（$PaCO_2$↓させることで、アシドーシスの補正を行い、pH↓を戻そうとする）	
	チェーン・ストークス呼吸	・数十秒間にわたる低換気（時に無換気）と、次第に深さと数を増し、やがて漸減する過換気が周期的（規則的）に出現する	
	ビオー呼吸	・無呼吸と頻呼吸が不規則に繰り返される失調性呼吸 　（チェーン・ストークス呼吸よりも周期が短く、不規則である）	

藤崎郁：フィジカルアセスメント完全ガイド，P.60，学習研究社，2002.より引用，改編

図1 呼吸音の聴診

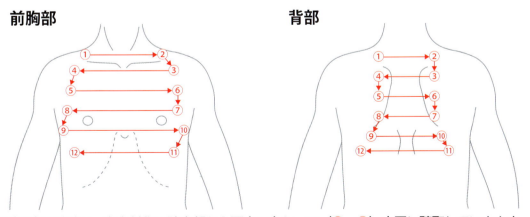

呼吸音の聴診は、左右対称に肺尖部から下方に向かって（①→⑫）交互に聴取していきます。

表4 副雑音の種類

断続性副雑音	細かい捻髪音 (fine crackles)	「パリパリ」という細かい破裂音 吸気相後期に聴取 間質性肺炎，肺気腫など
	粗い水泡音 (coarse crackles)	「ブクブク，ブツブツ」という低く長めの音 吸気相早期に聴取 肺水腫，細菌性肺炎など
連続性副雑音	低調性いびき音 (rhonchi)	「グーグー」といういびきのような比較的低調な音 喀痰の貯留など
	高調性笛音 (wheeze)	「ヒューヒュー」という高めの音 気管支喘息，気管内異物など
胸膜摩擦音		「ギュッギュッ」といった擦れ合うような音 胸壁の表面近くから聴取

尾野敏明：呼吸器フィジカルアセスメントの落とし穴とQ＆A，重症集中ケア，Vol.8, No.7, P.4, 2009.

表5 息切れを評価するスケール

Fletcher-Hugh-Jones分類

Ⅰ度	同年齢の健康者と同様の労作ができ，歩行，階段の昇降も健康者なみにできる
Ⅱ度	同年齢の健康者と同様に歩行できるが，坂，階段の昇降は健康者なみにできない
Ⅲ度	平地でさえ健康者なみには歩けないが，自分のペースでなら1.6km以上歩ける
Ⅳ度	休みながらでなければ45m以上歩けない
Ⅴ度	会話，着物の着脱にも息切れがする，息切れのため外出できない

MRC息切れスケール

Graded 0	息切れを感じない
Graded 1	強い労作で息切れを感じる
Graded 2	平地を急ぎ足で移動する，又は緩やかな坂を上る時に息切れを感じる
Graded 3	平地歩行で同年齢の健常者より遅い，自分のペースで平地を歩いて息切れを感じる
Graded 4	100ヤード（91.4m）歩行後，又は数分間の平地歩行で息切れを感じ立ち止まる
Graded 5	息切れがひどく家から出られない。日常生活労作で息切れがする。

　女性の呼吸困難では過換気症候群が多く，呼吸困難が出現した状況や日常生活の不安などの有無を聴取しましょう。

　呼吸困難時に見られる努力様の呼吸では，胸鎖乳突筋などの呼吸補助筋の使用を認めます。吸気時に頸部の観察をすると肩呼吸やあえぎ様呼吸を認めます。胸鎖乳突筋が発達していれば，普段より呼吸補助筋を使用していることが推測されます。

　呼吸困難を評価するスケールとして，Fletcher-Hugh-Jones分類やMRC息切れスケールなどの客観的指標を用いることがあります（**表5**）。

　酸素化を非侵襲的に経時的モニタリングできる経皮的酸素飽和度測定器（パルスオキシメーター）は，呼吸困難時に速やかに酸素化が確認できて大変便利で有用ですが，末梢冷感が強い場合や血圧が低下し循環不全が起こっている場合は測定が困難になり

ます。また、マニキュアが塗られている指で計測困難になりますので、マニキュアは除去するか、耳朶など違う部位で測定します。

換気の評価には、動脈血ガス分析が有用です。動脈血ガスの基準値は、pH：7.40±0.05、PaO_2：80〜100Toll、$PaCO_2$：40±5Toll、HCO_3^-：24±2mEq/L、BE：0±2mEq/Lとなります。

上手な声かけと問診のコツ

問診では発症時の状況を確認します。労作時の息切れでは、まず急性発症（時間・日・週単位）か慢性発症（月・年単位）で生じたものかを区別します。呼吸困難の起こり方（突発性、進行性なのか）や咳嗽や痰、動悸や胸痛などの随伴症状なども確認します。気管支喘息などの既往歴や生活歴、職業歴などの情報も重要です。また、造影剤使用や食事、輸血などに関連して呼吸困難を訴える場合は、アナフィラキシーショックの可能性も考えられます。

推測できる主な疾患

換気障害の生じる疾患としては、**肺炎（P.74）**、**肺塞栓（P.70）**、**過換気症候群**などがあります。その中でも慢性の経過で起こるものは、**COPD（P.62）**、**間質性肺炎**、**肺高血圧症**などです。急性に起こる呼吸困難の生じる疾患は**肺炎（P.74）**や**気管内異物**、**気管支喘息（P.77）**など多くあります。うっ血性心不全により呼吸困難を生じる病態としては、**肺水腫**です。また、**重症筋無力症**、**ギランバレー**など神経・筋疾患により呼吸筋が動かなくなることで、呼吸が障害され呼吸困難感が出現することもあります。

推測できる主な疾患

肺結核

　結核菌によるヒトからヒトへの感染症で飛沫・空気感染し，主に肺を感染巣とすることが多い疾患です。呼吸器系から感染することから肺結核が最も多い（全体の約8割）ですが，胸膜浸潤や血行性転移（粟粒結核），気管内や腸への散布など，さまざまな箇所に肺外病変として進展をすることもあります。初感染後，比較的早期に発病する一次結核と，初感染後長期間経過してから発病する二次結核があります。成人の発症例の多くは，初期感染から時間が経過し免疫低下時に起こる再燃です。

【症状】約8割の患者は自覚症状があり，受診にて診断されます。残り2割は検診や他疾患治療中に発見されます。呼吸器症状としては，2週間以上続く咳や痰，時に血痰，呼吸困難や胸膜の痛みなどが見られます。また，全身症状として，発熱や全身倦怠感，体重減少，盗汗などを認めることがあります。しかし，高齢者はこれらの症状が出ないことがあるため注意が必要です。

必要な検査，検査値・画像の特徴

【画像検査】胸部レントゲンやCTを行います。局所の浸潤影や空洞病変，粟粒病変などを認めます。一次結核では肺門リンパ節の腫脹や中葉症候群（右中葉・左舌区の拡張不全）などを認めます。二次結核は上葉中心（S^1，S^2，S^6）の散布巣を認めます。

【喀痰検査】結核の塗抹検査は，Ziel-Neelsen（チール・ニールゼン）染色や蛍光染色があります。3日間連続で痰を提出し，抗酸菌の有無を調べます。早朝起床時の喀痰が望ましく，良質な喀痰が得られない場合は，高張食塩水ネブライザー吸入により喀痰を誘発する方法もあります。検鏡で菌数をカウントし1～3＋で表示します。結核の培養検査は小川培地法やMGIT法で行い，抗酸菌の確認をします。結核菌は発育が遅いため，培養に2～4週間要します。菌同定法としてはPCR法などがあり，結核菌か非結核抗酸菌症を確定します。

【採血】QTF（クオンティフェロン®）やT-SPOT®があります。結核感染のリスクなどから判断し，補助診断として用います。BCG接種の影響は受けませんが，偽陰性や結核以外の抗酸菌にも陽性を示すことがあります。また，既感染か最近起こっ

た活動性の結核かの判断はできません。

【TBLB（経気管支肺生検）】　肺がんも疑われる場合などに行われることがあります。

治療

【化学療法】　初期の8週間は4剤（イソニアジト〈INH〉，リファンピシン〈RIF〉，ピラジナミド〈PZA〉，エタンブトール〈EMB〉またはストレプトマイシン〈SM〉）で結核の増殖菌の殺菌を目的に治療します。その後は半休止菌を減少させ，再発率の低下を目的に，16週間はINH＋RIFで治療します。再発リスクの高い場合は2カ月追加治療します。塗抹陽性の場合は，1～2週間ごとに喀痰検査を提出し，複数回連続して陰性確認がされるまで行います。

【投与する薬と注意点】　抗結核薬は副作用が出現することがあるため，トランスアミナーゼ，ビリルビン，クレアチニン，血算といった肝・腎機能などの基礎となるデータをモニタリングします。INHでは末梢神経障害，RFPでは肝障害，EBは視力障害，SMでは第Ⅷ脳神経障害（難聴やめまい，耳鳴り）に注意が必要です。RIF内服では尿が橙赤色になるため事前に説明しておきます。

【外科的治療】　多剤耐性結核など内服治療が奏功せず排菌陽性の場合や，大量喀血，結核性膿胸の場合に検討されます。

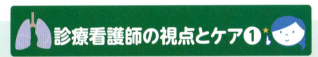

　結核罹患歴は結核を疑いますが，特に高齢者においては結核ではなく「肋膜炎」「肺門リンパ腫」「肺浸潤」などの病名で認識されていることがありますので，これらの病名でも既往歴の有無を確認するとよいです。

　外来では，2週間続く激しい咳のある受診者や前医で結核疑を疑われている患者には，サージカルマスクを装着してもらい，優先的にトリアージして診察します。塗抹陽性の場合または結核の疑いがある場合は，直ちに空気感染対策を行います。陰圧室など隔離が必要です。

> **診療看護師の視点とケア❷**
>
> 病院施設により入院継続か，結核病床を有する専門施設への転院が必要か，主治医・看護師長・病院管理部門・感染管理担当者など相談の上決定します。入院となった場合，医療者および面会者は，入室する前にN95マスク（0.1〜0.3μmの微粒子を95％以上除去できる）を装着します。両手でマスク全体を覆い呼吸を繰り返し，マスクと顔の間から空気が漏れないか確認します（シールチェック）。患者にはサージカルマスクなどで飛散防止をしてもらいます。面会制限を必要としますので，患者・家族への配慮や十分な説明をしておきます。特に高齢者や基礎疾患で免疫低下のある者，小児は面会を避けた方がよいです。通常，感染性がなくなるまで（2週間から数カ月）は隔離入院が必要となります。
>
> また，結核医療には，「感染症の予防及び感染症の患者に対する医療に関する法律（感染症法）」に基づく医療費公費負担の助成制度があり，適正な医療が受けられるようになっています。

COPD（慢性閉塞性肺疾患）

喫煙などの有害物質に長期間曝露することで，末梢気道および肺胞に慢性炎症が起こり，その影響で気流制限が進行する閉塞性換気障害です。喫煙者の15〜20％もの人がCOPDを発症し，COPD患者の90％は喫煙者です。肺気腫[*1]や慢性気管支炎[*2]に多く合併します。感染を契機として急性増悪することが多くあります。

*1：肺気腫は，終末気管支より遠位の気道拡張と線維化を伴わない肺胞壁破壊が起こることにより発症します。
*2：慢性気管支炎は，痰を伴う咳が年3カ月以上毎日続くことが2年連続，かつ他原因疾患が除外されることにより診断されます。

【症状】症状としては，進行する労作時呼吸困難感があります。呼吸機能検査で1秒量（FEV_1）が1,500mL以下になると，労作時呼吸困難感を訴えることが多いとされています。特に，慢性咳嗽や喀痰時に喘鳴などがあります。呼吸補助筋を使用するため胸鎖乳突筋が肥大し，口すぼめ呼吸と呼気延長を認めます。吸気時に肋間が陥凹し，呼気時に戻るHoover（フーバー）兆候を呈します。進行すると，体重減少や食欲不振，筋力低下以外に，精神症状として抑うつや，貧血，骨粗鬆症などの

表6　COPDの病期分類

病期			スパイロメトリーによる分類
Ⅰ期	GOLD 1	軽度の気流閉塞	$FEV_1/FVC<0.70$ $\%FEV_1≧80\%$ 慢性咳嗽・喀痰あり
Ⅱ期	GOLD 2	中等度の気流閉塞	$FEV_1/FVC<0.70$ $50\%≦\%FEV_1<80\%$
Ⅲ期	GOLD 3	高度の気流閉塞	$FEV_1/FVC<0.70$ $30\%≦\%FEV_1<50\%$
Ⅳ期	GOLD 4	最重症の気流閉塞	$FEV_1/FVC<0.70$ $\%FEV_1<30\%$ 慢性呼吸不全か右心不全を合併

FEV_1（1秒量）：はじめの1秒で吐き出せる呼気の量
FVC（努力肺活量）：最大の吸気努力をしてから強く吐き出した時の呼気量
$\%FEV_1$（％1秒量）：年齢・性別・身長から求められたFEV_1の標準値に対する割合

日本呼吸器学会COPDガイドライン第4版作成委員会編：COPD（慢性閉塞性肺疾患）診断と治療のためのガイドライン第4版，P.30，メディカルレビュー社，2013．
山城信：6．COPD，レジデント，Vol.9，No.8，P.54，2016.より一部改変

全身症状を認めます。身体の特徴としては，ビア樽状の胸郭を呈し，長期喫煙歴のある中年以上の男性に多い疾患です。

急性増悪では，痰の増加や膿性痰，呼吸困難感の増悪，上気道感染，他の原因の無い発熱，喘鳴の増悪，咳の増加，呼吸数心拍数増加などを認めます。

【COPDの重症度分類】GOLD（Global Initiative for Chronic Obstructive Lung Disease）分類（表6）は，世界保健機構と米国立衛生研究所の共同プロジェクトで，スパイロメトリーにより呼吸機能を評価し重症度を定義しています。基本的には，その重症度に基づき治療方針を決定します。

 ## 必要な検査，検査値・画像の特徴

【画像検査】胸部X-Pでは滴状心・肺過膨張を示し，CTにて気腫性変化を呈します。
【肺機能検査】1秒量（FEV_1）の低下，1秒率（VEV_1/FVC）の低下：70％未満，残気量・残気率の増加，D_{Lco}（一酸化炭素肺拡散能）の低下を認めます。
【血液ガス】PaO_2の低下，$PaCO_2$上昇，$A-aDO_2$増加を示します。

 ## 治療

【GOLD分類によるCOPD管理の段階的アプローチ】

原則的には，GOLD分類によるCOPD管理の段階的アプローチに沿って治療を行います（図2）。

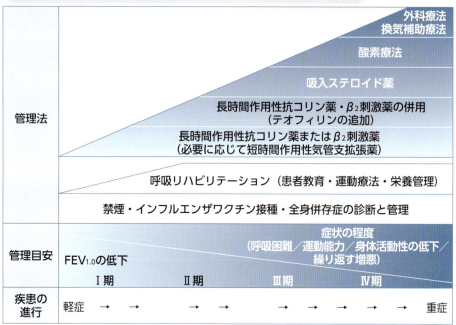

図2 COPD管理の段階的アプローチ（安定期の管理）

日本呼吸器学会COPDガイドライン第4版作成委員会編：COPD（慢性閉塞性肺疾患）診断と治療のためのガイドライン第4版，P.64，メディカルレビュー社，2013.より一部改変

　禁煙はCOPD発症のリスクと進行を遅らせます。漸減では効果はありません。禁煙治療は行動療法と薬物療法を組み合わせて行います。薬物療法としては，ニコチンパッチの使用や禁煙補助剤としてバレニクリンなどがあります。

　インフルエンザワクチンは全患者に推奨し，肺炎球菌ワクチンは5年ごとに接種が必要となります。患者家族や介護者にもワクチン接種が進められます。

　リハビリテーションは，Ⅰ期（軽症COPD）より開始します。健常な肺の機能維持を目的に行います。下肢の運動を中心に全身の持久力など運動耐応能の維持向上を目指し運動療法のほか，呼吸訓練（口すぼめ呼吸）喀痰法，胸郭可動域訓練・ストレッチなどを行います。

【薬物療法】

- **短時間作用型β作動薬**：労作時の呼吸困難予防を目的に用います。
- **気管支拡張薬**：最も効果を示し，長期間使用しても効果は持続します。長時間作用性抗コリン薬はFEV_1や努力肺活量の改善効果が認められます。長期的には，疾患の進行や死亡率を抑制する可能性もあります。閉塞隅角緑内障の患者は禁忌です。前立腺肥大がある場合，排尿困難症状を悪化させるため注意が必要です。
- **マクロライド療法**：抗炎症的な作用が期待され，増悪頻度を減少させます。
- **吸入ステロイド**：FEV_1を増加させ急性増悪の頻度を減少させることがあります。

・PDE4阻害薬：急性増悪を減少させる可能性があります。

【酸素療法】HOT（在宅酸素療法）は，生命予後とQOLの改善を目的に，PaO_2が55Torr以下および$PaO_2$60Torr以下で，睡眠時または運動負荷時に著しい低酸素血症を来す場合に適応となります。

NPPV（非侵襲的陽圧換気）は，高CO_2血症・睡眠時無呼吸がある場合に適応となります。

【外科的治療】内科的治療が限界にある場合，肺容量縮小術が行われます。気腫化した換気能の失われた肺を切除します。

【急性増悪時】急性増悪時の治療はABCアプローチを行います。

A（antibiotics）は「抗菌薬」の使用です。急性増悪の原因が細菌性である場合は，膿性痰の増加を認めます。B（bronchodilators）は「気管支拡張薬」の使用で，呼吸困難の増悪時に行い，第一選択は短時間作用型β作動薬です。C（corticosteroids）は「ステロイド」の使用で，Ⅲ期（高度の気流閉塞）異常の増悪症例では全身投与が行われます。

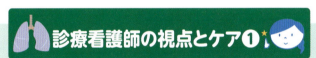

診療看護師の視点とケア❶

COPDでは早期より運動時の息切れが出現し，運動を避けてしまう傾向にあります。心肺機能や筋肉などが衰え運動機能が低下することで，日常生活でも息切れを起こし，さらに運動耐容能力が低下していきます。これらの経過をできるだけ遅らせるためにリハビリテーションが必要になります。

診療看護師の視点とケア❷

Ⅳ期（極めて高度の気流閉塞）になると，多くの場合，酸素療法が必要になります。安静時と運動時の必要酸素量の調整が必要になります。QOLの低下を最小限するためにHOT（在宅酸素療法）を導入しますが，酸素の取り扱い方法や日常生活上の注意点の指導が必要です。酸素を使用するため火気は厳禁です。移動用酸素ボンベの使用など，自己管理や住宅環境，生活パターンなど，さまざまな配慮が必要になります。また，緊急時や災害時のほか，旅行先での対応といった事前の準備など，病院だけでなく，家族・介護者や酸素業者なども含め，平常

時から起こり得る問題を想定して対策を立てておくことは重要です。

　COPD患者に酸素を投与する場合は，CO_2ナルコーシスに注意が必要です。酸素投与はSpO$_2$88〜92％を目安に行います。気腫肺は，脆弱なブラ（肺嚢胞）がなどの存在により気胸を起こす危険性もありますので，呼吸苦の際には気胸も念頭に置いて観察します。また，感染を契機に急性増悪することがあるため，普段から手洗いなど感染対策をすると共に，痰の増加や呼吸困難感が増悪した際には早めに受診をするよう指導します。

急性肺損傷（ALI：Acute Lung Injury）／急性呼吸促迫症候群（ARDS：Acute Respiratory Distress Syndrome）

　ALIとARDSは，米国胸部疾患学会・欧州集中治療医学会合同検討会では「先行する基礎疾患を持ち，急性に発症した低酸素血症で，胸部X線画像上では両側性の肺浸潤影を認め，かつ心原性の肺水腫が否定できるもの」と定義されました。以前はARDSの前段階としてALIという概念がありましたが，2012年のベルリン定義ではALIという用語は除かれ，肺酸素化能の評価項目に呼気終末陽圧（PEEP）が加味され，重症度も酸素化の程度に応じて軽度・中等度・重度に変更されました（**表7**）。

　先行する基礎疾患としては，胃内容物の誤嚥や重症の肺炎が多いですが，重症外傷や熱傷など間接的な損傷によっても起こります。また，敗血症によりARDSを発症することもあります。このほか，頻度は低いですが，肺挫傷や脂肪塞栓，溺水や大量輸液，急性膵炎などがあります。

【症状】急速に呼吸不全が進行しますので，呼吸困難が出現します。原因となる基礎疾患の発症から48時間以内に増悪することが多いとされています。炎症により肺胞上皮と肺血管内皮細胞が障害され，透過性亢進による肺水腫を生じます。そのため，頻呼吸や努力様呼吸となります。増悪するとチアノーゼが見られ，ショック状態となり意識レベルの低下や血圧低下，頻脈などが見られます。

表7 ARDS診断基準（ベルリン定義）

	軽度	中等度	重度
経過	既知の危険因子の侵襲もしくは呼吸症状の増悪または新たな出現から1週間以内		
酸素化	PaO_2/F_IO_2：201～300mmHg with PEEP/CPAP≧5cmH$_2$O	PaO_2/F_IO_2：101～200mmHg with PEEP≧5cmH$_2$O	PaO_2/F_IO_2：≦100mmHg with PEEP≧10cmH$_2$O
肺水腫	心不全や輸液過多で説明がつかない呼吸不全 静水圧による上昇ではないことを示すエコーなどの客観的な評価		
胸部X線	両側肺浸潤影：胸水，無気肺，結節などで説明がつかないもの		

＊P/F比：肺の酸素化能力の指標の計算式
PaO_2：動脈血酸素飽和度÷FiO_2：吸気酸素濃度
健常者では80～100（PaO_2基準値）÷0.21（大気）＝380～480

ARDS Definition Task Force：Acute respiratorydistress syndrome：the Berlin Definition. JAMA307：2526-2533, 2012.より引用

必要な検査，検査値・画像の特徴

【血液動脈ガス】 PaO_2が低下し，$PaCO_2$は貯留もしくは過換気のため低下することもあります。人工呼吸器管理中は，呼吸器の設定変更に伴い換気の評価を頻回に行います。また，炎症の評価として，炎症マーカーの上昇や血小板減少，凝固系などを検査します。

【画像検査】 胸部X-PやCTで両側性浸潤影を認めます。肺損傷が起こりはじめてから12～24時間程度遅れて浸潤影が画像上に出ることもあります。肺の状況を評価するため，日にちの間隔を空けずにフォローアップのCTを施行することもあります。

【培養検査】 ARDSの原因検索として，血液・痰・尿など各種培養検査を行います。

原疾患の治療および酸素化を改善するための急性呼吸不全に対して酸素投与が行われます。それでも改善がなければ，人工呼吸器管理が必要となります。ARDSとなった肺は，正常箇所と病変箇所が混在しており，VALI（人工呼吸器関連肺損傷）＊3の予防が必要になります。重症例では循環動態が不安定になるため，集中治療および全身管理を行います。

人工呼吸器管理の方法として肺保護戦略があります。これは，肺の過膨張による正常肺の障害を避け，肺を保護する目的で行われます。具体的には，①一回換気量を6～8mL/kg（標準体重）前後に設定し，②人工呼吸器の吸気プラトー圧＜30cmH$_2$Oを

目標とし，③吸気プラトー圧の制限を優先し，④適切なPEEPをかけます。また，高濃度酸素を避けることも大切です。FiO_2（吸気酸素濃度）は0.6以下を目標とします。

　循環動態が不安定な場合には，昇圧剤の使用や，血管内ボリュームを評価し補液を行います。酸素化悪化や気管挿管により経口摂取が困難な場合には，早期からの経腸栄養管理を行います。無意識下でも挿管ストレスはあり，呼吸器管理中は胃・十二指腸潰瘍の予防のために薬剤を投与することがあります。深部動脈血栓のリスクを評価し予防します。

＊3：正常な肺胞を過伸展させるなどにより肺胞が破壊され，炎症性サイトカインの放出を招いてARDSを悪化させる。

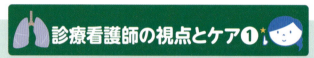

診療看護師の視点とケア❶

　人工呼吸器装着中の管理・ケアとして，VAP（ventilator-associated pneumonia：人工呼吸器関連肺炎）の予防に努めます。VAPとは，人工呼吸開始48時間以降に新たに発生する肺炎のことです。頭部挙上（30°を目安）と口腔ケアの充実や適切なカフ圧管理です。VAPバンドル（日本集中治療医学会）として，次の5つのことが推奨されています。

①手指衛生を確実に実施する。
②人工呼吸回路を頻回に交換しない。
③適切な鎮静・鎮痛を図る。特に過鎮静を避ける。
④人工呼吸器からの離脱ができるか毎日評価する。
⑤人工呼吸中の患者を仰臥位で管理しない。

　鎮痛薬・鎮静薬を使用する際は，鎮静深度をRASSやCAM-ICUなど客観的なスケールに基づき記録することで，適切な管理を行うことができます（表8）。

　ARDSは重症化し人工呼吸器管理が必要となる状況も多く，早期からのリハビリテーションにチームで取り組むことが重要です。重症ARDSでは腹臥位療法も有効ですが，腹臥位は急変時の対応や観察がしにくいため，多くのリスクがあります。挿管チューブや点滴ルート，モニターコードなどが多いため，マンパワーや安全確保ができる状態で行うことが重要です。

表8 鎮静スケール

RASS

ステップ1：30秒間，患者を観察する。これ（視診のみ）によりスコア0〜+4を判定する。
ステップ2：①大声で名前を呼ぶか，開眼するように言う。
　　　　　②10秒以上，アイコンタクトができなければ繰り返す。以上2項目（呼びかけ刺激）によりスコアー1〜ー3を判定する。
　　　　　③動きが見られなければ，肩を揺らすか，胸骨を摩擦する。これ（身体刺激）によりスコアー4，ー5を判定する。

スコア	用語	説明
+4	好戦的な	明らかに好戦的な，暴力的な，スタッフに対する差し迫った危険
+3	非常に興奮した	チューブ類またはカテーテル類を自己抜去
+2	興奮した	頻繁な非意図的な運動・人工呼吸器ファイティング
+1	落ち着きのない	不安で絶えずそわそわしている。しかし動きは攻撃的でも活発でもない
0	意識清明・落ち着いている	
−1	傾眠状態	完全に清明ではない。呼びかけに10秒以上のアイ・コンタクトで応答
−2	軽い鎮静状態	呼びかけに10秒未満のアイコンタクトで応答
−3	中等度鎮静	呼びかけに動きまたは開眼で応答する。アイコンタクトなし
−4	深い鎮静状態	呼びかけに無反応，身体刺激で動きまたは開眼
−5	昏睡	呼びかけにも身体刺激にも無反応

BPS

項目	説明	スコア
表情	穏やかな	1
	一部硬い：例えば，眉が下がっている	2
	全く硬い：例えば，瞼を閉じている	3
	しかめ面	4
上肢	全く動かない	1
	一部曲げている	2
	指を曲げて完全に曲げている	3
	ずっと引っ込めている	4
人工呼吸器との同調性	同調している	1
	時に咳嗽，大部分は呼吸器に同調している	2
	呼吸器とファイティング	3
	呼吸器との調整がきかない	4

Kress JP, Hall JB: Sedation in the mechanically ventilated patient. Crit Care Med 34:2541-2546, 2006.
Payen J-F, Bru O, Bosson J-L, et al: Assessing pain in critically ill sedated patients by using a behavioral pain scale. Crit Care Med 29: 2258-2263, 2001.

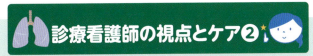

診療看護師の視点とケア❷

　また，経管栄養による嘔吐や誤嚥を予防するため，ベッドアップなど体位を工夫します。腸管浮腫による下痢・便秘に対する排便コントロールも必要です。ARDSは血管透過性が亢進した病態であり，浮腫などで皮膚トラブルが起こりやすくなります。MDRPU（medical device related pressure ulcer：医療関連機器圧迫創傷）予防への取り組みが必要です。深部静脈血栓予防では弾性ストッキングの皺をつくらないようにし，フットポンプなど使用時にはスキントラブルに注意が必要です。また，浮腫や昇圧剤使用による末梢循環不良に加え，栄養状

態の悪化により皮膚は脆弱な状況です。各ラインの固定で潰瘍をつくらないよう，圧迫されないようにテープを固定したり，表皮剥離をしないようリムーバーを使用し愛護的に張り替えたりするなど，褥瘡や皮膚トラブルを予防することも重要です。人工物が多数留置されているため，手指衛生，輸液操作時の無菌操作によるCRBSI（カテーテル関連血流感染）の予防，ケア時の清潔など感染管理も重要となります。

ARDSは死亡率の高い病態であり，集中治療管理を必要とします。家族看護を含めたケアが重要となります。

肺動脈血栓塞栓症

肺動脈が血栓や塞栓により閉塞した状態で，肺に血流が行かず低酸素血症を来します。また，右心系の血流が滞ることで右心不全を来し，広範囲の塞栓ではショックに至り致死的な状況となります。血栓や塞栓の原因としては，術後や疾病による長期臥床，肥満，妊娠，心不全などによる下肢を中心とする血流鬱滞や，手術やカテーテル留置などによる血管内皮障害，経口避妊薬や抗リン脂質症候群などの凝固異常による凝固能亢進などが挙げられます。

【症状】肺動脈塞栓の範囲や血栓のサイズにより，無症状の場合から，急速で広範囲のものではショックに至り緊急性を要し救命が困難な場合があります。突然の呼吸苦や胸痛が生じ，頻脈，動悸，冷汗，血痰を認めます。広範囲の塞栓では，頸静脈の怒張などの右心不全症状，ショック状態や突然の意識消失を来します。逆に，微小血栓が原因の場合は，自覚症状もなく慢性的な経過をたどることもあります。

必要な検査，検査値・画像の特徴

【採血】血液ガスでは，肺への血流が低下するため，呼吸による換気ができていてもシャントによりPaO_2が低下し，代償性過換気により$PaCO_2$も低下します。血栓により，凝固・線溶系を示すFDPやD-ダイマーは上昇します。血液凝固異常症による肺塞栓では，プロテインS，プロテインC，アンチトロンビンの異常を認めます。

【ECG】I誘導で深いS波と，III誘導で異常Q波と陰性Tの右心負荷パターン（$S_I Q_{III} T_{III}$）

を認めることもありますが，非特異的です。

【胸部X-P】肺動脈陰影の欠損とその中枢部の肺門部の拡大（Knuckle sign：ナックルサイン）や血流途絶部の肺透過性亢進（Westermark sign：ウエスターマークサイン）を認めることもありますが，正常なことも多いです。逆に，胸部X-Pで明らかな異常を指摘できない低酸素血症の場合に肺血栓塞栓症を疑います。

【心エコー】右室拡大や肺動脈圧上昇を観察することで血栓や塞栓の確認を行います。

【下肢エコー】DVT（深部静脈血栓）の確認を行います。

【胸部造影CT】肺動脈の拡張や血栓が描出されます。

【肺シンチグラフィ】換気が正常であるのに対し肺血流は障害されるため，肺換気シンチグラフィと肺血流シンチグラフィの結果が一致しないミスマッチが見られます。

【肺動脈造影】無血管野や欠損が存在すれば確定診断に至ります。

治療

まずは，循環動態の安定を図ることが重要です。低酸素血症に対しSpO₂を見ながら酸素投与を行います。発症早期は，抗凝固療法として，APTTで効果判定しながらヘパリンを投与します。状態が安定してくれば，ワーファリンの内服に移行します。血栓溶解療法（t-PAやウロキナーゼ）は，重症で出血のリスクの高くない場合にのみ使用します。血行動態が不安定な症例では，PCPSを挿入することもあり，さらに重症例では，外科的に肺動脈内血栓の摘出が必要となる症例もあります。IVCフィルターは，新たな肺塞栓を起こす危険性のあるDVTがあれば予防目的で留置します。慢性肺血栓塞栓症で二次性肺高血圧を来し改善しない場合は，肺動脈血栓内膜摘除術も検討されます。

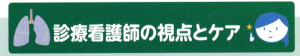

手術後の離床や下肢の腫脹がある場合などは，肺動脈血栓塞栓症に注意が必要です。手術後の初回の歩行時は特に呼吸苦の出現などに注意します。早期離床や弾性ストッキング，観血的空気圧迫法，抗凝固療法，Ⅹa阻害薬などDVT（深部静脈血栓症）予防が重要となりますので，入院時からリスク評価を行い，予防法を決定します。また，抗凝固薬治療中は出血傾向に注意が必要です。

表9　気胸の分類

分類		特徴・原因
自然気胸	特発性気胸	痩せ型・高身長・若い男性に好発 ブラ・ブレブの破裂
	続発性気胸	喫煙者・60代以降の男性に好発 基礎疾患に伴う気胸（COPD，肺結核，子宮内膜症など）
外傷性気胸		肋骨骨折などによる肺挫傷 エアリークおよび出血による血気胸となることも多い
医原性気胸		医療行為に伴う偶発的アクシデント （中心静脈カテーテル挿入，肺生検，人工呼吸器中の圧損傷など）

医療情報科学研究所編：病気がみえるvol.4呼吸器，第1版，P.239，メディックメディア，2007.より引用，改変

気胸

　気胸とは，胸腔内に空気が貯留し肺が拡張できなくなる状態です。成因によって，大きく自然気胸，外傷性気胸，医原性気胸の3つに分類されます。自然気胸はさらに，基礎疾患のない特発性と基礎疾患に起因する続発性に分けられます（表9）。

　気胸の中でも注意を要する病態は，緊張性気胸です。空気のリーク（エアリーク）箇所が一方弁となり胸腔内に空気が貯留し続け，ついには体側の心臓や肺を圧迫し循環不全に陥る病態です。緊急で脱気しなければ心停止に至る可能性があります。

【症状】主な症状は，突然の胸痛，背部痛，呼吸困難，咳嗽（特に乾性咳嗽）です。緊張性気胸の場合は，さらに頻呼吸やチアノーゼ，酸素飽和度の低下，突然の血圧低下，頻脈，頸静脈怒張が見られます。聴診で患側の呼吸音低下，触診では皮下気腫，打診で患側の鼓音を認めます。

必要な検査，検査値・画像の特徴

【胸部X-P】立位撮影した時に肺尖部で肺紋理の消失が見られます。肺の虚脱度の判定のみならず，縦隔側の反対側への偏位や横隔膜低位などの緊張性気胸の所見にも注意します。気胸の程度は肺虚脱度を参照してください（図3）。

【胸部CT】胸腔内のフリーエアを認め，肺が虚脱しています。ブラの位置や病変の部位が分かることがあり，壁側胸膜との癒着などを知ることもできます。

図3　肺の虚脱度分類

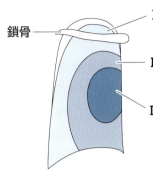

- **Ⅰ度（軽度）**：胸部X-Pで気胸を起こしており，肺尖が鎖骨より上にある。
- **Ⅱ度（中等度）**：胸部X-Pで気胸を起こしており，肺尖が鎖骨より下にある。
- **Ⅲ度（高度）**：胸部X-Pで気胸を起こしており，肺の虚脱が著しい。

鎖骨

 治療

虚脱の程度や患者背景・経過により治療方針を決定します。

【保存的治療】Ⅰ度の気胸で初発であれば，安静により自然に空気が吸収されるのを待ちます。自然気胸では，虚脱した肺が軽度で呼吸状態が悪くなければ，外来治療でも可能となります。しかし，続発性の気胸は，呼吸状態の悪化する危険性が高いので，軽度でも入院管理をします。

【胸腔ドレナージ】胸腔内に脱気のためのドレーンを留置します。肺の虚脱が中等度から高度の場合や陽圧換気時，緊張性気胸，両側性気胸の場合に行います。ドレナージの際には，長期間（3日から1週間以上）にわたり重度虚脱した肺を急速に再膨張させると再膨張性肺水腫を生じる危険性があるため注意します。これは，胸腔内圧低下や肺サーファクタントの減少，リンパ管・静脈の鬱滞・血管透過性物質などの影響と考えられています。ドレーン挿入後にSpO$_2$が急激に下がり黄色透明の喀痰が多量に喀出するようであれば，再膨張性肺水腫を疑います。

【外科的手術】エアリークのある病変の肺を切除します。最近では，胸腔鏡下での手術が多く行われていますが，再発率は20％程度です。手術適応は，再発性気胸・Ⅲ度の気胸，長期間リーク（4〜5日以上）がある，肺の穴が大きくリークが止まる気配がない，両側性気胸，気圧変化のある職業（パイロットやダイバー）などです。

【胸膜癒着術】保存的な処置ではリークが収まらず，手術侵襲に耐える呼吸機能や体力がない場合に選択されます。胸腔内にドレーンから胸膜癒着材であるタルクなどを注入します。壁側胸膜と臓側胸膜を癒着させることでエアリークをなくす方法ですが，再発の可能性は手術より高いとされます。

診療看護師の視点とケア

　胸腔ドレーン留置時は，呼吸による水柱の変動やエアリークを観察します。会話時や深呼吸，咳嗽時などのリークの量などから肺の再膨張の程度を想定します。リークが止まった場合，肺が再膨張される以外にドレナージがうまくできていない（ドレーンの先端が当たっている，詰まり・屈曲・クランプなどがある）可能性もあるため，呼吸状態や水柱などの観察が必要です。また，エアリークが呼吸の胸腔内圧の変化に関係なく続く場合は，非常に肺のリークが多いか，ドレーン刺入部や回路からの引き込みがないか観察します。胸腔ドレーンはアクシデントで抜けてしまうと，外気からのエア引き込みによる気胸や感染による膿胸などの可能性があるため，確実な固定と，事故抜去に至った際には速やかな対応が必要になります。また，ドレーン留置中は肋間神経への刺激などで痛みが強くなるので十分な鎮痛が必要です。

肺炎

　肺炎とは，肺の炎症性疾患の総称で，一般的には肺の急性感染症として理解されています。細胞壁などに炎症が起こる間質性肺炎は，一般の感染性の肺炎とは異なります。また，肺の炎症が原因で呼吸器系の炎症症状のみにとどまらず，全身への感染症状を呈することもあります。

　誤嚥性肺炎では，嚥下機能低下などのため食物の誤嚥や唾液と共に細菌が気管内に落下し，肺胞に炎症を起こします。不顕性誤嚥などでも起こります。嘔吐により胃液を誤嚥した際は化学性誤嚥と考え，重症化する可能性があるため注意が必要です。

【症状】重症度や原因菌によって異なりますが，一般的には，発熱，咳嗽，喀痰，呼吸困難，全身倦怠感などを認めます。病変部位が胸膜に接していると，胸痛を訴えることもあります。

〈肺炎の分類方法〉

　肺炎の分類方法はいろいろありますが，生活環境や病態により原因菌が異なり治療方針に影響することがあるため，ここでは患者背景（市中肺炎，医療・介護関連肺炎，

図4 市中肺炎，院内肺炎の重症度分類

①A-DROP

- A（Age）：男性70歳以上，女性75歳以上
- D（Dehydration）：BUN≧21mg/dL or 脱水あり
- R（Respiration）：SpO_2≦90％以下（PaO_2≦60torr）
- O（Orientation）：意識障害あり
- P（Pressure）：収縮期血圧≦90mmHg

↓

- 該当なし：軽症→外来治療
- 1～2項目：中等症→外来または入院治療
- 3～5項目：重症→入院治療
- ショック症状あり：超重症→ICU管理

②I-ROAD

- I（Immunodeficiency）：悪性腫瘍または免疫不全状態
- R（Respiration）：FiO_2＞35％投与でSpO_2＞90％維持
- O（Orientation）：意識レベルの低下
- A（Age）：男性70歳以上，女性75歳以上
- D（Dehydration）：乏尿または脱水

↓

- 2項目以下該当→①CRP≦20，②胸部レントゲン片側2/3以上の陰影
  - A群（軽症）：該当なし
  - B群（中等症）：該当あり
- 3項目以上該当→C群（重症）

日本呼吸器学会：医療・介護関連肺炎診療ガイドライン，2011., 日本呼吸器学会：成人市中肺炎診療ガイドライン，2007.を基に筆者作成

院内肺炎），起炎菌（細菌性肺炎〈定型肺炎〉，非定型肺炎）により分類します。

〈患者背景による分類〉

【市中肺炎】通常の社会生活を送っている人がかかる肺炎です。重症度により治療方針を決定します。A-DROP（成人市中肺炎ガイドライン）などでスコアリングし（図4－①），外来治療か一般病棟入院かICUに入院など，医療介入レベルが検討されます。

【医療・介護関連肺炎】医療・介護関連肺炎は，次のいずれかに該当するものと定義されます。

①長期療養型病床群もしくは介護施設に入所している。

②90日以内に病院を退院した。

③介護を必要とする高齢者，身体障害者。

④通院にて継続的に血管内治療（透析・抗菌薬・化学療法・免疫抑制薬などによる治療）を受けている。

主な発生機序は，誤嚥性，インフルエンザ後の二次性細菌性，透析などの血管内治療による耐性菌性，免疫抑制薬や抗癌剤による治療中に発生した日和見感染症などによる肺炎とされています[1]。

【院内肺炎】入院後48時間以降に発生した新たな肺炎のことで，VAP（人工呼吸器関連肺炎）などが含まれます。基礎疾患がある患者は病院内の耐性菌などをカバーする必要があります。I-ROAD（院内肺炎ガイドライン）などの指標があります（図4－②）。

表10 非定型肺炎の特徴

マイコプラズマ	集団生活で蔓延しやすく，頑固な乾性咳嗽が持続する
クラミジア肺炎	自然治癒することが多く，成人は既感染者が多く高齢者などで有症状となる
オウム病	鳥の排泄物が感染源となることがあり，重症化しやすい
レジオネラ肺炎	温泉施設など水系の環境暴露と潜伏期間（2〜10日）があり，肺外の症状（神経症状など）を有することがある
ウイルス性肺炎	インフルエンザが多く重症化しやすい
真菌性肺炎	アスペルギルスやクリプトコッカス・ニューモシスチスなどがあり，免疫低下状態の患者では注意が必要

〈起因菌による分類〉

【細菌性肺炎】起因菌は，肺炎球菌，インフルエンザ菌，黄色ブドウ球菌，緑膿菌，クレブシエラなどです。

【非定型肺炎】マイコプラズマ，クラミジア，レジオネラ，オウム病，ウイルス性肺炎，真菌性肺炎・寄生虫肺炎などが起因菌として挙げられ，**表10**のような特徴があります。

 必要な検査，検査値・画像の特徴

【採血検査】WBC，CRP，赤沈，好中球など炎症マーカーを調べます。

真菌感染症が疑われる場合は，β-D，アスペルギルス抗原などを検査します。非定型肺炎が疑われる場合は，マイコプラズマ血清抗体価，マイコプラズマLUMPなど測定します。間質性肺炎が疑われる場合は，KL-6, SP-A, SP-Dを測定します。また，動脈血ガスにより酸素化・換気障害などを検査します。

【喀痰検査】グラム染色により抗菌薬選択に活用します。喀痰培養を提出し，起因菌の確定を待ちます。

【尿検査】肺炎球菌や尿中レジオネラ抗原を調べます。

【胸部X-P】肺の透過性低下，肺浸潤影，胸水などを確認します。

【胸部CT検査】病変部位・広がり，胸水の有無，気管支壁の肥厚などを確認します。

 治療

基本的には，抗菌薬治療と対症療法を行います。

【抗菌薬治療】抗菌薬は，肺炎の起因菌や種類・重症度や患者背景により異なります。

細菌性肺炎：入院患者では，起因菌が特定されていないと経験に基づく治療を行います。

βラクタム系抗菌薬（SBT/ABPC〈スルバクタム・アンピシリン〉など）を使用することが多いです。培養結果が出れば，48〜72時間で一般的には抗菌薬評価を行います。

非定型肺炎：マクロライドやキノロン系の抗菌薬を用います。

誤嚥性肺炎：嫌気性菌に対して有効な抗菌薬の投与を行います。必要時絶飲食や嚥下評価など，栄養投与経路の検討を行います。

医療・介護関連肺炎：薬剤耐性のリスクを検討し，ESBL（基質特異性拡張型βラクタマーゼ）産生菌や緑膿菌に対して有効な抗菌薬の投与の必要性を検討します。

【対症療法】解熱鎮痛薬や脱水補正を行います。

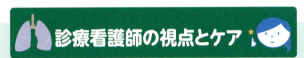

診療看護師の視点とケア

抗菌薬投与前の培養検査が重要となり，起因菌を特定することで治療方針が変化するため，培養採取にコンタミネーション（汚染）をしないよう，十分に消毒を行い速やかに採取することが必要です。

誤嚥性肺炎は，口腔ケアの充実を図ることで減らすことができると考えられます。加齢により嚥下機能が低下すると，誤嚥性肺炎が繰り返されることが多く，安全な経口摂取をするために嚥下機能を評価し，適切な食形態を決定するなど，早期介入が必要になります。

喘息

慢性の気管支炎症，可逆性の気道狭窄，気道過敏性の亢進を特徴とする閉塞性呼吸器疾患です。発作性で反復性の咳嗽，喘鳴，呼吸困難を主徴とし，小児に多いアトピー型と成人に多い非アトピー型に分類されます。発作を引き起こす原因として，気温や気圧の変化，ストレス，気道刺激物質やハウスダスト，花粉などがあります。

【症状】発作時以外は無症状です。発作時には，咳嗽や喘鳴，呼気の延長，チアノーゼが見られ，呼吸困難を訴えます（表11）。夜間から早朝にかけて副交感神経優位となり気道流量が減少するため，発作が出現しやすくなります。聴診では末梢気道が狭窄するため，wheezeが聞かれます。軽症では呼気時のwheeze，重症では呼気・吸気時のwheezeが聞かれ，重篤時は呼吸音が聴取できなくなります。

表11 喘息発作時の症状

小発作	苦しいが臥床できる
中発作	歩行可能だが臥床できない
大発作	歩行も会話も困難
重篤症状	意識消失やチアノーゼがある

表12 喘息の重症度

重症度		ステップ1 軽症間欠型	ステップ2 軽症持続型	ステップ3 中等症持続型	ステップ4 重症持続型
喘息症状の特徴	頻度	週1回未満	週1回以上だが毎日ではない	毎日	毎日
	強度	症状は軽度で短い	月1回以上日常生活や睡眠が妨げられる	週1回以上日常生活や睡眠が妨げられる	日常生活に制限
				短時間作用性吸入β_2刺激薬頓用がほとんど毎日必要	治療下でもしばしば増悪
	夜間症状	月に2回未満	月2回以上	週1回以上	しばしば
PEF FEV$_{1.0}$	%FEV$_{1.0}$ %PEF	80%以上	80%以上	60%以上80%未満	60%未満
	変動	20%未満	20%〜30%	30%を超える	30%を超える

社団法人日本アレルギー学会：アレルギー疾患診断・治療ガイドライン〈2010〉，表2-1-4，P.18，協和企画，2010.

　気管支喘息は軽症間欠型から重症持続型まで，さまざまな型が見られます。こういった重症度を診断することも重要です（**表12**）。

　また，アスピリン喘息は，アスピリンだけではなくシクロオキシゲナーゼ（COX）阻害作用を有する非ステロイド性抗炎症薬（NSAIDs）の投与で誘発される喘息です。慢性副鼻腔炎，鼻茸などを合併していることが多く，NSAIDs内服数時間後に重篤な発作が起こります。

必要な検査，検査値・画像の特徴

【胸部X-P】両肺野の過膨張を認めます。喘息以外の心肺疾患の除外にも有用です。

【動脈血ガス】発作時は，PaO$_2$が低下し過換気となり，PaCO$_2$は低下します。重篤な状況となると，PaO$_2$が低下し，低換気によりPaCO$_2$は上昇します。

【採血】Ig-E，WBC，好酸球増多が認められます。

【肺機能検査】喘息において気流制限を測定する検査です。

【ピークフロー（PEF）】吹き矢を吹くように努力性に強く息を吐き，気流制限を見る検査です。

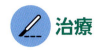 治療

　喘息の治療は，長期管理における治療と救急外来などにおける発作時の治療が重要となります。発作時には，発作強度に基づき治療が選択されます。

【中等症以上の発作の治療（特に救急外来などでの対応）】

①$β_2$刺激薬をネブライザー吸入（メプチン吸入液®0.3mLやベネトリン吸入液®0.3mL生食希釈）し，20分ごとに薬剤使用後の反応を観察して改善がなければあと2回繰り返します。

②酸素飽和度を見ながらカヌラで低流量酸素吸入をします。

③①，②で改善の兆しがなければ，副腎皮質ステロイド（ソル・コーテフ®200～500mgやソル・メドロール®40～125mg）を1時間で投与します。

④アミノフィリン（ネオフィリン®）6mg/kgを等張液200～250mLに加え半量を15分で滴下し，残り半量を45分で投与します（テオフィリン内服中は半量投与）。

　さらに，重篤な場合（会話不可能），もしくは①～④で改善しない場合は，気管内挿管し，人工呼吸器管理もしくはNPPV装着しICU管理となることもあります。

　中等症の発作で2～4時間の治療に反応が不十分で改善されない時は，吸入ステロイド（ICS）を第一選択薬として，コントロールが不十分であれば，入院を考慮します。

【非発作時の長期管理】気管支喘息では，喘息を誘発する因子（薬剤，アルコール摂取，吸入抗原〈ペット，ハウスダスト，喫煙など〉）の曝露をできる限り避けます。また，喘息の症状とPEF，1秒量（FEV_1）により重症度を軽症間欠型・軽症持続型・中等症持続型・重症持続型に分け，治療方針を決定します（**表12**）。重症度によりステップごとに決められた長期管理薬は，吸入ステロイド，長時間作用型$β$刺激薬，ロイコトリエン受容体拮抗薬，テオフィリン，長時間作用型吸入抗コリン薬，抗IgE抗体，経口ステロイドなどを追加していきます。ヒスタミンH1拮抗薬やTXA2阻害薬，Th2サイトカイン阻害薬も使用してよいとされています。発作時は短時間作用型吸入$β_2$刺激薬（SABA：Short-acting $β_2$ Agonist）を使用します。

【アスピリン喘息のステロイド治療】　NSAIDs以外の添加物にも反応するのでステロイドの全身投与の際には，コハク酸エステル（ソル・コーテフ®，ソル・メドロール®，サクシゾン®，水溶性プレドニゾロン®）は避け，リン酸エステル型（リンデロン®，デカドロン®）を使用します。

診療看護師の視点とケア

重篤な発作は呼吸困難となり致命的になる危険性があります。特に高齢者は，吸入薬が正しく吸入できていない場合があります。吸入デバイス（エアゾール型やドライパウダー型などの吸入器具）が適切に使用できているか確認も必要です。さらに，$β_2$刺激薬吸入による頻脈や，テオフィリンによる中毒症状の頭痛や吐気，アドレナリン使用時の循環変化など，薬剤使用の影響などに注意して，異常の早期発見に努めることが大切です。また，喘息患者へのNSAIDs投与には十分な注意が必要になります。

引用・参考文献

1) 日本呼吸器学会：医療・介護関連肺炎診療ガイドライン，2011．
2) 藤崎郁：フィジカルアセスメント完全ガイド，P.60，学習研究社，2002．
3) 尾野敏明：呼吸器フィジカルアセスメントの落とし穴とQ＆A，重症集中ケア，Vol.8，No.7，P.4，2009．
4) 日本呼吸器学会COPDガイドライン第4版作成委員会編：COPD（慢性閉塞性肺疾患）診断と治療のためのガイドライン第4版，P.30，メディカルレビュー社，2013．
5) 山城信：6．COPD，レジデント，Vol.9，No.8，P.54，2016．
6) 前掲4），P.64．
7) ARDS Definition Task Force：Acute respiratorydistress syndrome：the Berlin Definition. JAMA307：2526-2533，2012．
8) 医療情報科学研究所編：病気がみえるvol.4 呼吸器，第1版，P.239，メディックメディア，2007．
9) 日本呼吸器学会：医療・介護関連肺炎診療ガイドライン，2011．
10) 日本呼吸器学会：成人市中肺炎診療ガイドライン，2007．
11) 社団法人日本アレルギー学会：アレルギー疾患診断・治療ガイドライン〈2010〉，協和企画，2010．
12) 前掲8），P.318．
13) 成人気管支喘息診療のミニマムエッセンス作成ワーキンググループ編：成人気管支喘息診療のミニマムエッセンス，2012．
14) ①特集ARDS，インテンシヴィスト，Vol.1，No.1，P.2〜39，2009．
15) 芦川和高監修：New図説救急ケア 2nd，P.119〜125，学研メディカル秀潤社，2007．
16) 坂本壮：救急外来 ただいま診断中！，P.176〜226，中外医学社，2016．
17) 酒見英太監修，上田剛士：ジェネラリストのための内科診断リファレンス—エビデンスに基づく究極の診断学をめざして，P.507〜522，525〜537，医学書院，2015．
18) 石井義洋：卒後10年目総合内科医の診断術，P.134〜152，中外医学社，2015．
19) 髙久史麿，和田攻監訳：ワシントンマニュアル，第13版，P.294〜365，503〜508，754〜769，1004〜1006，メディカル・サイエンス・インターナショナル，2015．
20) 樫山鉄也，清水敬樹編：ER実践ハンドブック，P.144〜146，167〜182，羊土社，2015．
21) 大野博司：ICU/CCUの薬の考え方，使い方 ver.2，P.220〜265，中外医学社，2015．
22) 岡本和文，柳下芳寛編：パーフェクトガイド 呼吸管理とケア—病態生理から学ぶ臨床のすべて，P.46〜57，総合医学社，2012．
23) 鈴木博人他：ウィーニングの開始は何を指標としている？〜呼吸だけでなく，総合的に判断すべし，重症集中ケア，Vol.15，No.1，P.16〜23，2016．
24) 特集【疾患別】アセスメントの見える化，重症集中ケア，Vol.14，No.2，P.28〜49，2015．
25) 石原英樹他編：呼吸器看護ケアマニュアル，P.313，中山書店，2014．
26) 吉澤靖之，小林正貫監修，高橋茂樹：STEP内科④腎・呼吸器，第3版，P.155〜338，海馬書房，2012．
27) 村川裕二監修：新・病態生理できった内科学2 呼吸器疾患，第3版，医学教育出版社，2013．
28) 前掲5），P.49〜58．
29) 塚本容子他編著：ナースが症状をマネジメントする！症状別アセスメント，P.330，メヂカルフレンド社，2016．
30) 阿部幸恵編著：症状別 病態生理とフィジカルアセスメント，P.275，照林社，2015．

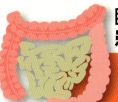

臨床必携
患者さんの見方がわかる。看護・アセスメント・治療

消化器の何か変?

[執筆] 永谷ますみ

消化器疾患の患者の見方

　消化器領域では腹痛，嘔気，嘔吐，下痢，吐血，下血，黄疸などの症状があり，多くは消化器に関連する疾患が原因となりますが，消化器疾患に限らず，血管系疾患，泌尿器疾患，婦人科疾患などが原因となることもあります。そのため，消化器領域の患者を診る際には，消化器以外の全身の所見についても注意しなければなりません。ここでは，患者の症状や疾患から看護・アセスメント・治療につながるように，身体所見やバイタルサイン，問診や声かけのポイントなど，患者の見方について解説します。

患者の症状・訴えから何を疑う？

腹痛の見分け方

　腹痛とは，腹部領域に感じる痛みで，急激な痛みを訴えて生命に危険を及ぼすものから，一時的で軽症なもの，反復性のあるものや慢性的なものまでさまざまです。腹痛の原因は消化器疾患に限らず，血管系疾患，泌尿器疾患，婦人科疾患など多岐にわたります。実際の臨床の場面においては，急激に発症し患者の生命にとって緊急手術が必要となる急性腹症，緊急手術は必要ではないが適切な内科的治療や外科的治療を必要とする腹痛，慢性的に経過する腹痛の鑑別が重要となります。

〈腹痛の種類〉

　一般的に腹痛は，比較的鈍い痛みの内臓痛，鋭い痛みの体性痛，関連痛の3つに大別されます。

【内臓痛】胃や腸管などの管腔臓器の収縮，伸展，拡張，痙攣などの刺激によって発生します。肝臓などの実質臓器も腫大などにより臓器を覆う被膜が伸展された場合にも生じます。間欠的で違和感のある痛みから，激しい痛みまで幅広い痛みがあります。

【体性痛】腹腔内臓器の炎症によって壁側腹膜，腸間膜，横隔膜に炎症や刺激が及んで痛みが発生します。痛みの部位がはっきりとしており，持続的で鋭い痛みを訴えます。体動で痛みが増悪することも多いです。腹膜刺激症状を伴う場合は，緊急性が高い可能性があります。

【関連痛】臓器の痛みを伝える神経が脊髄内で皮膚の痛みを伝える神経を刺激することで発生します。痛みの発生源となっている臓器から離れた部位へ痛みが生じるため，放散痛とも言われます。

身体所見の取り方・見方

　バイタルサインが安定している場合は，詳細な病歴を聴取して身体診所見を取ります。

【痛みの部位】痛みの所見を取る場合には，図1のように解剖学的に腹部を7つに区分したものに腹部全体を加えた8つに分けることがあります。この腹痛の部位によってある程度の疾患を予測することができます。

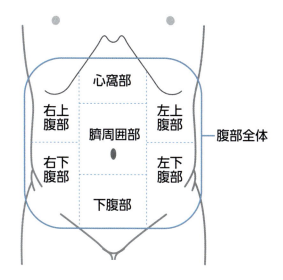

図1 腹部の区分図

表1 OPQRST法

O (onset)：発症様式
P (palliate／provoke)：寛解・増悪因子と誘因
Q (quality／quantity)：痛みの性質
R (region／radiation)：痛みの場所・放散痛
S (associated symptoms)：随伴症状
T (time course)：時間経過

【問診の方法】問診は，OPQRST法（表1）やSAMPLE法（表2）などを用いると，漏れが少なく効率的に情報収集が行えます。このほかに，診断や治療方針にかかわる既往歴や手術歴，内服歴などを聴取し，情報を収集する必要があります。

O (onset)：発症様式

「痛みはいつごろから始まりましたか？ 突然でしたか，それとも徐々に悪くなってきましたか？」もし徐々に増悪しているならば，「最も痛くなるまでどのくらいの時間がかかりましたか？」

　突然発症する痛みなのか，急速に増悪する痛みなのか，徐々に増悪する痛みなのかを確認します。発症形式によって，ある程度疾患が絞れることがあります（表3）。突然発症で発症から痛みのピークまでの時間が数秒である場合には，詰まる（梗塞，結石），破れる（破裂），裂ける（解離），捻じれる（捻転）といった病態を考えます。

表2　SAMPLE法

S (symptom)：症状
A (allergy)：アレルギー
M (medicine)：現在使用中の薬
P (post history／pregnancy)：病歴・既往歴・妊娠の有無
L (last meal)：最終の食事の時間
E (event)：発症と経過

表3　腹痛の発症形式と考えられる疾患

発症形式	考えられる疾患
突然発症（秒単位）	卵管捻転，食道破裂，動脈瘤破裂，大動脈解離，動脈塞栓など
急速に増悪（分単位）	胆嚢炎，膵炎，小腸閉塞，憩室炎，虫垂炎破裂，尿管結石，潰瘍性病変など
徐々に増悪	悪性疾患，炎症性腸疾患，大腸閉塞，虫垂炎など

P（palliate／provoke）：寛解・増悪因子と誘因

「どのようにすると症状は改善しますか？」「どのような時に痛くなりますか？」

食事の内容や飲酒との関係，体位などによる痛みの変化について聴取します。

Q（quality／quantity）：痛みの性質・強さ

「どのような痛みでしょうか？」

内臓痛，体性痛を区別するために聴取します。患者がうまく表現できない時には，次のように尋ねながら確認するとよいでしょう。

- **重く締めつけられるような痛み**：場所によっては下壁心筋梗塞の可能性があるので，胸痛の有無も確認が必要です。
- **鋭い痛み**：体性痛であり緊急度の高い疾患である可能性があります。
- **収縮痛**：「ぎゅー」と締めつけられるような痛みです。
- **灼熱痛**：逆流性食道炎の典型的な痛みです。臥位で増悪し，痛みの部位は心窩部や胸部に見られます。
- **拍動痛**：破裂する前の腹部大動脈瘤では，拍動に伴う痛みとして表現されます。痛みは瘤のある場所に認めます。
- **裂けるような痛み**：大動脈解離の時に見られます。裂けるような痛みを胸部や背中の上部から認め，腹部に移動していく持続痛です。

図2　数字評価尺度 (NRS：Numerical Rating Scale)

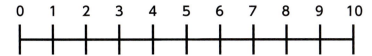

痛みを0から10の11段階で表す。
全く痛みがない状態を0，想像する最悪の痛みを10として，現在感じる痛みの数字を聞く方法。

「どれくらい痛いですか？」「最も痛い時を10とすると今はどのくらいですか？」

　痛みは主観的なものです。どの程度の痛みとして感じているか，痛みの評価スケール（図2）などを用いて評価します。また，時間の経過と共にどれくらい変化しているかを確認することも重要です。

R（region／radiation）：痛みの場所・放散痛

「おなかのどこが痛みますか？　手でその場所を指してください」「痛みは移動しますか？　どこからどこへ移動しましたか？」「ほかに痛みはありますか？」

　腹痛は解剖学的アプローチが効果的な主訴の一つです。痛む場所にある臓器を考えながらイメージすれば疾患に結びつきやすくなります。しかし，時間が経過したり痛みが増悪したりすると，その刺激が脊髄の同じ分節に入る体壁や皮膚の知覚神経に伝達され，離れた部位に痛みを感じます。疾患によっては特徴的な放散痛を認める場合があります（表4）。

S（associated symptoms）：随伴症状

「おなかの痛み以外に何か症状はありますか？」

　腹痛に伴う随伴症状（表5）の有無や程度は，病変部位や緊急度・重症度を判断する重要な情報となります。嘔吐や下痢，吐血や下血がある場合はそれらの性状や回数なども確認します。

T（time course）：時間経過

「ずっと痛みますか？」「痛みに波はありますか？」

　持続する痛みでは腹膜炎を伴う緊急性の高い場合があります。間欠的な痛みでは急性腸炎や尿管結石などの場合が多く，比較的緊急性が低いことが多いです。

【既往や手術歴・内服歴】尿管結石や胆嚢結石，十二指腸潰瘍などは再発することが多く，開腹手術歴は癒着性イレウスなどの原因となり得ます。心房細動や糖尿病などは血栓や塞栓を形成するリスクがあり，腸間膜動脈閉塞を起こす可能性があります。また，NSAIDs（非ステロイド性抗炎症薬）やステロイドの内服は消化管潰瘍

表4　代表的な疾患部位と放散痛の場所

疾患部位	放散痛の場所
食道疾患	左の腋窩や鎖骨
胃疾患	左右の季肋部をまわり背中
膵臓疾患	心窩部から背中にまっすぐ
胆嚢疾患	右季肋部から右の肋弓をまわり，右の肩甲骨から右肩 胆管の痛みは右背中
尿管疾患	尿管結石は側腹部から恥骨
直腸疾患	仙骨部

表5　腹痛に伴う随伴症状

消化器疾患	腹部膨満感，嘔気，嘔吐，下痢，便秘，吐血，下血，黄疸
血管系疾患	腹部の拍動性腫瘤，四肢の冷感，足背動脈の微弱触知，不整脈
泌尿器疾患	排尿時痛，残尿感，尿閉，頻尿，血尿
婦人科疾患	不正出血，帯下の増加，妊娠徴候

を起こしやすく，抗生物質内服後の腹痛や下痢は偽膜性腸炎を疑います．女性であれば，月経周期や妊娠の可能性についても確認します．

【患者の日常生活の把握】患者の日常生活を知り，患者を取り巻く環境の変化や重要な出来事がなかったかを把握しておくことも大切です．腹痛の原因究明には直接つながらないかもしれませんが，家庭環境（独居か家族と同居か）などは自宅退院か転院かを決める重要な情報になります．また，大きな出来事はストレス潰瘍の原因にもつながります．最後に「さしすせそ」で確認しましょう．

> **さ：最近の暮らしぶり**
> 　最近の日常生活（日常のADLはどこまで自分でできるのか）
> 　最近大きな出来事はなかったか（家族の病気や死，離職，事故や災害など）
>
> **し：仕事**
> 　どのような仕事をしているのか
> 　具体的な内容を把握する（デスクワークか現場か，勤務の時間帯など）
>
> **す：ストレス**
> 　家庭や仕事場でストレスや疲れ，睡眠障害などを感じていないか

せ：精神科的問題

　過去に精神科にかかったことはあるか，抑うつなどの症状はあるか

そ：その他，気になる点

　家族関係，職場の人間関係，患者自身が気にしていること

【疾患の頻度から腹痛の鑑別疾患を考える】 大学病院か，一般病院か，診療所かなど，診療を行う状況によって疾患の発生頻度が異なりますが，その頻度を考えて患者を診ることは重要です．一般的には，まれな疾患よりもよくある疾患から考えましょう．

【身体所見の見方の実際】 腹痛では，急性腹症（急激に発症する腹痛を主訴とし，緊急に外科的処置あるいはそれに代わる治療の必要を考慮すべき腹痛）を考慮しながら，視診・聴診・打診・触診などによる理学的所見をとります．しかしながら，腹部の所見のみに気をとられてしまうと，患者の異変に気づくことができません．大切なことは，患者の全身状態をみることで，ショックの徴候5P（pallor〈蒼白〉，perspiration〈冷汗〉，prostration〈虚脱〉，pulselessness〈脈拍触知不能〉，pulumonary insufficiency〈呼吸不全〉）がないかバイタルサインの確認が重要です．

腹部の診察は，患者の苦痛の少ない順に①視診→②聴診→③打診→④触診→⑤直腸診→⑥その他で進めます．これは打診や触診の後にはその刺激により腸蠕動音が変化することがあり，また，触診を先に行うと痛みの増強などにより，その後の診察が行えなくなることがあるためです．

①視診

・腹部膨隆*の有無とその程度，静脈の怒張，手術痕の有無
・貧血や黄疸の有無
・腹部の拍動

*全体的腹部膨隆の原因…5F：腹水（fluid），腸管ガス（flatus），糞便（feces），脂肪（fat），胎児（fetus）

②聴診

　1か所で3分以上聴取します．

・**腸蠕動音の亢進**：金属音（metallic sound）の有無
・**腸蠕動音の低下**：2分以上全く聴取されない場合，麻痺性イレウスを疑う
・**血管雑音（bruit）の聴取**：腹部大動脈瘤や腫瘍の血管浸潤時（**図3**）

図3　腹部の血管雑音聴取部位

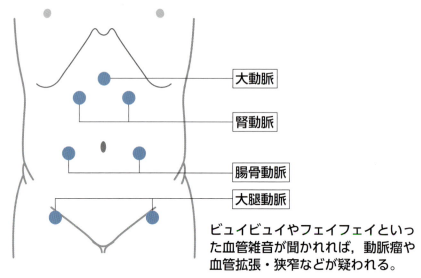

ビュイビュイやフェイフェイといった血管雑音が聞かれれば，動脈瘤や血管拡張・狭窄などが疑われる。

井清司，BEAM（Bunkodo Essential Advanced Mook）編集委員会編：
腹部救急対応マニュアル―症状から学ぶ，急性腹症初期対応のアルゴリズム，P.15，文光堂，2011.

③打診

・鼓音の有無：腸管内にガスが貯留して拡張

・濁音の有無：移動性の濁音は腹水の存在を示唆

④触診

患者自身に痛い場所を示してもらい，疼痛部位の触診を最後に行います。

・圧痛の部位とその程度

・腫瘤の有無

・波動の有無：腹水貯留

・腹膜刺激症状（筋性防御や反跳痛など）の有無：壁側腹膜に炎症がおよび腹膜炎の状態を示唆

・筋性防御：触診刺激で反射的に腹壁筋層の過緊張する現象（図4）

・反跳痛（Blumberg〈ブルンベルグ〉徴候）：腹壁を手で押した後急に手を離した際に，押した時よりも強い痛みを生じる現象。振動が壁側腹膜に伝わるために起こる（図5）

⑤直聴診

便通異常や血便などの症状がある場合には必ず行います。直腸疾患以外にも周辺臓器の異常（骨盤腹膜炎，前立腺炎など）にも注意が必要です。

図4 筋性防御

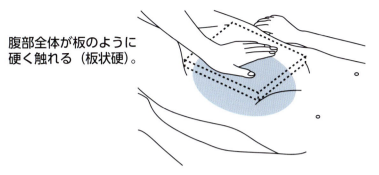

腹部全体が板のように硬く触れる（板状硬）。

落合慈之監修，針原康他編：消化器疾患ビジュアルブック，第2版，腹膜刺激症状，P.215，学研メディカル秀潤社，2014．より引用，改編

図5 反跳痛（Blumberg〈ブルンベルグ〉徴候）

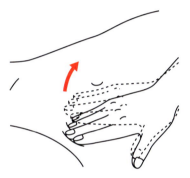

手のひらでゆっくり圧迫し，急に離した時に強い疼痛を訴える。

落合慈之監修，針原康他編：消化器疾患ビジュアルブック，第2版，腹膜刺激症状，P.215，学研メディカル秀潤社，2014．より引用，改編

⑥その他

体位の観察の観察が重要なヒントを与えてくれることもあります。

- **急性膵炎**：両膝・股関節を屈曲して一方の側腹部を下にして横たわることが多い。
- **腎膿瘍・腎周囲膿瘍**：患側を下に横たわっていることが多く見られる。
- **腹膜炎**：できる限り体を動かさず，腹痛が増強されるような動きを避けようとする。
- **その他**：不快な症状を回避しようと体を動かす場合は，腸閉塞や尿管・胆道結石のような閉塞性の疾患が考えられる。

バイタルサインの見方

患者の第一印象から，意識状態，顔色，浅表性呼吸の有無，苦悶様顔貌の有無，発汗など観察します。また，脈拍数やリズム，血圧，呼吸数，体温，冷感や皮膚の湿潤などを観察し，ショック状態の有無を判断します。ショック初期には血圧が保たれていることもあるため，数値に頼らずに第一印象や身体所見からショックを評価するこ

とが大切です。体温は，腹膜炎や敗血症などを示す重要な指標となるので，必ず測定します。

右上腹部痛

 ## 身体所見の取り方・見方

次のような点に注意して身体所見を取ってください。

視診：苦悶様表情，貧血，黄疸の有無

聴診：腸蠕動音の有無

打診：鼓音の有無，肋骨脊柱角叩打痛の有無

触診：限局する痛み，放散痛，鼓腸，便通障害，腫瘤蝕知の有無，Blumberg（ブルンベルグ）徴候（図5〈P.89〉），Murphy（マーフィー）徴候（図6）

随伴症状：冷汗，限局する痛み，嘔吐，発熱，便通異常，腹部膨満感，タール便，貧血，黄疸など

 ## 押さえておくべき特徴的事項

便が黒い場合には便の性状を確認し，直腸診が必要となります。

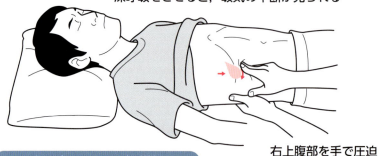

図6　Murphy（マーフィー）徴候

深呼吸をさせると，吸気の中断が見られる

右上腹部を手で圧迫

Murphy（マーフィー）徴候とは
右上腹部を手で圧迫しながら，患者に深呼吸をさせると，吸気によって下方におりてきた胆嚢に指が触れることで，痛みが増強し，吸気を途中でやめること。急性胆嚢炎を示唆する所見。

上手な声かけと問診のコツ

　腹痛の始まった時刻，食後か空腹時に痛みが増すのか，食事の内容（肉やてんぷらなどの油っこい食事ではなかったか）を丁寧に問診することが大切です。右上腹部の痛みを訴える疾患は，十二指腸潰瘍か胆囊，膵臓であることが多いので，食事との関係や飲酒歴などは胆石症や膵炎などの診断に有用です。また，尿の色は濃くないかも確認します。

 推測できる主な疾患

　頻度の高い疾患としては，**胃潰瘍（P.104）**，**十二指腸潰瘍（P.104）**，**十二指腸穿孔（P.105）**，**胆石症（P.119）**，**胆囊炎（P.121）**，**胆管炎（P.122）**，**イレウス（P.111）**，**急性膵炎（P.123）**，**大腸癌**，**腎結石**などです。それ以外には，**膵癌**，**肝臓疾患**，**潰瘍性大腸炎**，**クローン病**，**胸膜炎**，**心疾患**，**水腎症**，**腎盂腎炎**などが考えられます。

心窩部痛

 身体所見の取り方・見方

次のような点に注意して身体所見を取ってください。

視診：顔色，発熱，苦悶の程度，冷感，口渇，姿勢，黄疸や貧血の有無，Cullen（カレン）徴候（臍周囲の出血斑），Grey-Turner（グレイ・ターナー）徴候（左側胸部から腹部にかけての黒い出血斑）の有無

聴診：呼吸音，腸蠕動音の有無，腹部の血管雑音

打診：腹水の有無，鼓音の有無

触診：痛みの程度，発汗状態，圧痛点の有無，腹膜刺激症状の有無，手術痕，腫瘤触知

随伴症状：胸やけ，げっぷ，食後の腹痛または空腹時の腹痛，嘔吐，吐血，黄疸，下痢，下血，便秘，胸痛，動悸，発熱，貧血など

押さえておくべき特徴的事項

　心筋梗塞や虚血性心疾患でも心窩部痛を訴えることがあるため，心電図検査と合わせて，背部や左肩への放散痛の有無も確認しましょう。

 ## 上手な声かけと問診のコツ

　痛みの始まった時を覚えているか，過去にも同じような痛みを経験したことがあるのか，痛みは繰り返し起こっているのかを確認します。心窩部に痛みがある場合，胃，十二指腸，膵臓，大腸の疾患であることが多いです。痛みについて食後に起こるのか，空腹時に起こるのか，食事内容（油物，刺激物），食事時間との関係，放散痛の有無や飲酒歴，既往歴を問診します。消化管の潰瘍が疑われる場合には基礎疾患や内服薬（特にNSAIDs〈非ステロイド性抗炎症薬〉，ステロイド薬，抗血小板薬など）の内容を確認しましょう。

 推測できる主な疾患

　頻度の高い疾患としては，**胃潰瘍（P.104）**，**十二指腸潰瘍（P.104）**，**胃・食道逆流症**，**膵炎（P.123）**，**胆石症（P.119）**，**胆嚢炎（P.121）** などです。それ以外は，**胃癌**，**膵癌**，**大腸癌**，**急性虫垂炎（P.108）**，**肝炎**，**マロリーワイス症候群（P.106）**，**イレウス（P.111）**，**心筋梗塞（P.16）**，**大動脈解離（P.42）**，**腹部大動脈瘤** などが考えられます。

左上腹部痛

 ## 身体所見の取り方・見方

　次のような点に注意して身体所見を取ってください。

視診：顔色，貧血の有無

聴診：腸蠕動音の有無

打診：鼓音の有無，肋骨脊柱角叩打痛の有無

触診：腹痛が左上腹部に限局しているか，ほかにも痛みがないか，鼓腸や便通障害の有無，腫瘤の有無

随伴症状：発熱，嘔吐，下痢，便秘，貧血など

 ## 押さえておくべき特徴的事項

消化管（胃と大腸）以外にも，膵臓や脾臓，また腎臓や副腎に疾患が隠れていることがあるので注意が必要です。

 ## 上手な声かけと問診のコツ

左上腹部に限局する痛みの頻度はそれほど高くありません。腹部全体の痛みの一部であったり，心窩部痛や左下腹部痛と共に起こる痛みであることが多いので，痛みの原因を一定の臓器に決めつけないことが大切です。

 推測できる主な疾患

頻度の高い疾患としては，**胃炎**，**胃潰瘍（P.104）**，**膵炎（P.123）**，**膵癌**，**大腸癌**，**便秘**などです。それ以外には，**イレウス（P.111）**，**腎結石**，**腎盂腎炎**，**尿路結石（P.125）**，**水腎症**，**副腎腫瘍**，**脾腫**，**脾梗塞**などが考えられます。

臍周囲部痛

 ## 身体所見の取り方・見方

次のような点に注意して身体所見を取ってください。

視診：顔色，貧血，皮下出血の有無，腹部膨満，クモ状血管腫，黄疸，手術痕

聴診：腸蠕動音の有無

打診：鼓音の有無

触診：腫瘤，拍動，腹水の有無，腹膜刺激症状

随伴症状：嘔気，嘔吐，胸やけ，げっぷ，吐血，下血，発熱，冷汗，貧血，下痢，便秘，ショック状態など

押さえておくべき特徴的事項

臍周囲部痛は生命にかかわる重要な疾患が多く見られます。まずはそのような疾患のルールアウトをしましょう。

上手な声かけと問診のコツ

痛みの発症時期，程度，食事との関係（感染性腸炎を疑う時はその潜伏期間を考慮），随伴症状を詳細に確認します。また，既往歴や家族歴，手術歴なども重要な情報となります。

推測できる主な疾患

頻度の多い疾患としては，胃潰瘍（P.104），十二指腸潰瘍（P.104），膵炎（P.123），胆石症（P.119），胆嚢炎（P.121），腹膜炎，イレウス（P.111），感染性腸炎，便秘などです。それ以外には，胃・十二指腸穿孔（P.105），腸間膜動脈閉塞症（P.117），大動脈解離（P.42），腹部大動脈瘤破裂などが考えられます。

右下腹部痛

身体所見の取り方・見方

次のような点に注意して身体所見を取ってください。

視診：腹痛時の姿勢，貧血，ヘルニア嚢

聴診：腸蠕動音の有無

打診：鼓音の有無，肋骨脊柱角叩打痛の有無

触診：腫瘤の有無，腹膜刺激症状の有無，McBurney（マックバーニー）圧痛点（後述，図8〈P.108〉）

随伴症状：嘔気，嘔吐，発熱，下痢，下血，血尿，性器出血，月経の有無，便秘など

押さえておくべき特徴的事項

　高齢者では大腸憩室炎を急性虫垂炎と間違えやすいですが，大腸憩室炎は急性虫垂炎と比べ症状が軽く，圧痛点がMcBurney（マックバーニー）圧痛点より外れていることが多いです。鼠径ヘルニアの場合，臥位で腹腔内に戻ることがあるので，立位で腹圧をかけて診察する必要があります。

 ## 上手な声かけと問診のコツ

　右下に偏った腹痛は疾患が絞られることが多く，痛みの始まった時間，痛みの程度，発熱，嘔吐の有無，手術歴，月経の状態，妊娠の有無，性器出血や下血を慎重に聞くことが大切です。腰痛や血尿を伴うものであれば，尿路結石を第一に考えます。

 推測できる主な疾患

　頻度の高い疾患としては，**急性虫垂炎（P.108）**，**大腸憩室炎**，**大腸癌**，**尿路結石（P.125）**，**婦人科疾患**，**鼠径ヘルニア**，**便秘**などです。それ以外には，**メッケル憩室炎**，**クローン病**，**骨盤腹膜炎**，**右卵巣腫瘍**，**生理痛**などが考えられます。

下腹部痛

 ## 身体所見の取り方・見方

　次のような点に注意して身体所見を取ってください。
視診：腹痛時の姿勢，貧血，下腹部の膨満，手術痕
聴診：腸蠕動音の有無
打診：鼓音の有無
触診：腹膜刺激症状の有無，圧痛点の有無，腫瘤の有無
随伴症状：下痢，下血，便秘，頻尿，排尿痛，性器出血の有無，嘔気，感冒に伴う症状（発熱，咳，鼻水，咽頭痛など）と腹痛が同時に起こっているか

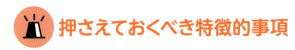 押さえておくべき特徴的事項

　消化管の悪性腫瘍では，初期には無症状のことが多く，下血や腹痛を伴って来院した時には病気がかなり進行している場合が多いです。女性では婦人科疾患も念頭に置くことが大切です。

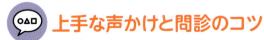 上手な声かけと問診のコツ

　消化器疾患，泌尿器疾患，婦人科疾患が重なっている部分なので必要な問診をとるよう心掛けなければなりません。また，一過性の感冒のような疾患も多いので，重大な疾患を見逃さないことが大切です。下腹部痛がある場合は随伴症状が重要になります。

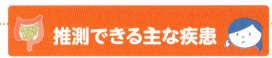 推測できる主な疾患

頻度の多い疾患としては，**便秘**，**直腸癌**，**Ｓ状結腸癌**，**偽膜性腸炎**，**膀胱炎**，**Ｓ状結腸軸捻転**，**食中毒**，**感冒に伴う消化不良症**などです。それ以外には，**骨盤腹膜炎**，**潰瘍性大腸炎（P.115）**，**イレウス（P.111）**，**膀胱結石**，**卵巣腫瘍**，**生理痛**，**子宮内膜症**などが考えられます。

左下腹部痛

身体所見の取り方・見方

　次のような点に注意して身体所見を取ってください。

視診：顔色，貧血

聴診：腸蠕動音の有無

打診：鼓音の有無，肋骨脊柱角叩打痛の有無

触診：腫瘤の有無，腹膜刺激症状

随伴症状：下痢，下血，めまい，貧血，便秘，血尿，発熱，感冒症状，嘔吐など

押さえておくべき特徴的事項

　左下腹部痛で多いのは大腸疾患ですが，虚血性大腸炎も視野に入れ，下血や動脈硬化の有無など詳しく問診する必要があります。

上手な声かけと問診のコツ

　痛みの始まった時間，食事との関係，随伴症状を伴っていたか，月経と腹痛が一致するのか，尿の色など詳しく聞きましょう．また，既往歴や内服薬なども確認します．

 推測できる主な疾患

　頻度の高い疾患としては，**過敏性腸症候群**，**便秘**，**感冒に伴う下痢**，**尿路結石（P.125）**，**鼠径ヘルニア**などです．それ以外には，**虚血性大腸炎**，**結腸癌**，**直腸癌**，**腎盂腎炎**，**膀胱炎**，**左卵巣腫瘍**，**生理痛**，**食中毒**などが考えられます．

腹部全体の痛み

身体所見の取り方・見方

　次のような点に注意して身体所見を取ってください．

視診：苦悶様顔貌，貧血，黄疸，るい痩

聴診：腸蠕動音の亢進・低下

打診：鼓音の有無

触診：腫瘤の有無，腹膜刺激症状

随伴症状：意識障害，失神，動悸，ショック，めまい，吐血，下血，嘔気，嘔吐，発熱，冷汗，下痢，便秘，血尿など

押さえておくべき特徴的事項

　腹部全体に及ぶ腹痛は，緊急性の高い疾患である場合が多く，急変する可能性もあり得るので対応できるように準備しておくことが大切です．

上手な声かけと問診のコツ

　腹痛の始まった時間，痛みの性質（内臓痛なのか，体性痛なのか）を聴取し，摂取した食事の内容や食事との時間的な関係や，排ガス，排便の状況などを確認します。高齢者では，その疾患の特徴的な性状や経過を現さずに発症したり，症状がごく軽微であることがあるため，既往歴や手術歴，内服薬などの情報と合わせて，全身の詳細な観察と検査などの総合的な判断が大切です。

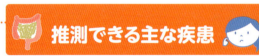

腹膜炎，**急性胃炎**，**虫垂炎初期（P.108）**，**腸間膜動脈閉塞症（P.117）**，**腹部大動脈瘤破裂**などが考えられます。

背部痛

　背部痛の発生機序や原因はさまざまですが，病歴，既往歴から得られるリスクファクターや身体所見から緊急度の高い疾患を見逃さないことが重要です。

 ## 身体所見の取り方・見方

　次のような点に注意して身体所見を取ってください。
視診：苦悶様顔貌，チアノーゼ
聴診：腸蠕動音の有無，血管雑音の有無，心雑音の有無（Stanford A型解離では大動脈弁閉鎖不全による心雑音が聴取される）
打診：鼓音の有無，肋骨脊柱角叩打痛の有無
触診：圧痛点の有無，腫瘤の有無，血管の拍動

バイタルサインの見方

　意識障害，血圧低下，呼吸苦，冷汗，ショック症状の有無を確認します。また，四肢の血圧測定，脈拍の強さ，四肢のしびれや感覚障害も合わせて確認します。

🚨 押さえておくべき特徴的事項

背部痛は緊急度，重症度ともに高い疾患が隠れています。致死的疾患を見逃さないことが重要です。特に，血管系や内臓系疾患は，背部痛のみならず胸部の症状を伴うことが多いです。背部痛と腹痛がある場合は，解剖学的に後腹膜病変の可能性が高くなります。

💬 上手な声かけと問診のコツ

突然の移動性の胸背部痛はあるか，内服薬（NSAIDs〈非ステロイド性抗炎症薬〉）やコーヒー，アルコールや油っこい食べ物が誘因となっていないかを確認します。

> **推測できる主な疾患**
>
> 消化器系疾患では**急性膵炎（P.123）**，**慢性膵炎**，**脾梗塞**などが，血管系では**大動脈瘤破裂**，**大動脈解離（P.42）**などが，泌尿器系疾患では**腎・尿路結石（P.125）**，**腎梗塞**などが考えられます。

嘔気・嘔吐

👤 身体所見の取り方・見方

次のような点に注意して身体所見を取ってください。

視診：舌・口腔粘膜の乾燥，皮膚のツルゴールの低下（手の甲を軽くつまみ，つまんだ皮膚が2秒間戻らない状態）などの脱水症状の有無，瞳孔，対光反射の有無，四肢麻痺の有無，神経学的所見

聴診：腸蠕動音の有無

打診：鼓音の有無

触診：圧痛，腫瘤の有無

バイタルサインの見方

意識状態，瞳孔などの神経学的所見，バイタルサインを確認します。また，心疾患の可能性も考えられるため，心電図波形の確認も必要です。頻回の嘔吐では脱水が起こりやすいので注意します。

押さえておくべき特徴的事項

妊娠可能な年齢の女性では必ず妊娠を考慮します。本人が否定していても妊娠の可能性は否定できないので，妊娠反応検査をすることが望ましいです。陽性の場合は，エコーで子宮外妊娠の有無の確認が必要になります。

上手な声かけと問診のコツ

嘔気・嘔吐の性状として持続時間，吐物の性状，回数を，随伴症状として頭痛，めまい，胸痛，腹痛，下痢，便秘，既往歴や手術歴，内服歴などを確認します。また，旅行歴と併せて，食事内容，周りに同様の症状の者がいないかなども確認します。女性では，最終月経，月経周期，妊娠の可能性を確認することが重要です。

推測できる主な疾患

急性心筋梗塞（P.16），**脳血管障害（P.147）**，**髄膜炎**，**糖尿病性ケトアシドーシス**，**子宮外妊娠**，**ウイルス性胃腸炎**，**胃潰瘍（P.104）**，**十二指腸潰瘍（P.104）**，**めまい**，**急性虫垂炎（P.108）**，**イレウス（P.111）**，**妊娠悪阻**などが考えられます。

下痢

身体所見の取り方・見方

次のような点に注意して身体所見を取ってください。

視診：舌・口腔粘膜の乾燥，皮膚のツルゴールの低下（手の甲を軽くつまみ，つまんだ皮膚が2秒間戻らない状態），貧血，浮腫，るい痩などの栄養状態

聴診：腸蠕動音の有無
打診：鼓音の有無
触診：圧痛，腫瘤の有無

バイタルサインの見方

　バイタルサインと合わせて，脱水症状の有無を確認します。脱水の程度は体重の変化や身体所見で評価します。

押さえておくべき特徴的事項

　下痢の鑑別は，感染性か非感染性かを判断することが重要です。脂肪便の場合は，膵胆道系疾患を考慮します。

上手な声かけと問診のコツ

　便の性状・回数，症状，食事摂取状況や体重変化などを確認します。腹痛や嘔気，嘔吐，発熱，感冒症状，意識障害，筋肉痛などの随伴症状，周りに同様の症状の者がいないか，食事内容，内服薬（特に抗生物質），海外渡航歴も重要です。

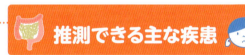

推測できる主な疾患

　細菌性腸炎，**偽膜性腸炎**，**急性腹症**，**潰瘍性大腸炎（P.115）**，**クローン病**，**ウイルス性胃腸炎**，**過敏性腸症候群**，**薬剤・アルコール性**などが考えられます。下痢は，持続期間により急性（2週間以内）と慢性（2週間を超えるもの）に大別され，持続期間から原因疾患をある程度推定することができます。急性のものはウイルスもしくは細菌感染が主に考えられ，慢性のものは寄生虫・原虫感染（4週間まで）や非感染性疾患（炎症性腸疾患・腸管虚血など）が主に考えられます。

吐血・下血

消化管出血は，出血源が多岐にわたり，出血のスピードと時間経過により重症度もさまざまです。出血源を確認して止血処置を行うまでの間に循環動態を安定させることが大切です。

 ## 身体所見の取り方・見方

次のような点に注意して身体所見を取ってください。
視診：眼瞼，眼球結膜の貧血・黄疸の有無，手掌紅斑，クモ状血管腫の有無
聴診：腸蠕動音の有無
触診：腹水の有無，腹部腫瘤，腹膜刺激症状

必要であれば，直腸診で下血の性状を確認します。

 ## バイタルサインの見方

血圧，脈拍，冷汗，意識状態，呼吸状態を確認します。大量出血の場合，バイタルサインの変動が急激であるため頻回にチェックする必要があります。

 ## 押さえておくべき特徴的事項

吐血だからといってすべて消化管出血とは限りません。鼻出血，口腔内出血，喀血などの場合もあり，処置の方法が大きく変わってきます。吐血と喀血の鑑別は，尿試験紙でpHを調べます。喀血ならアルカリ性，吐血なら胃酸が混入するため酸性となります。下血は，黒色便と血便の総称です。血液が胃液に触れると，ヘモグロビンが塩酸ヘマチンに変化して黒色となります。上部消化管出血では主に黒色便，下部消化管出血では血便になります。しかし，大量出血では上部でも血便となり，出血が緩徐で腸蠕動が低下している場合は，腸内細菌が塩酸ヘマチン化を促すため下部でも黒色便となることがあります。

 ## 上手な声かけと問診のコツ

いつからか，一度にどれくらいの吐血・下血の量があるのか，回数などを確認します。また，新鮮血なのか，コーヒー残渣様なのか，タール便なのか性状を確認します。

消化管潰瘍などの既往歴，内服薬（NSAIDs〈非ステロイド性抗炎症薬〉，抗凝固剤，ステロイドなど），既往歴（肝，腎，心，血液疾患など），飲酒歴などがポイントになります。

推測できる主な疾患

吐血では，**食道静脈瘤破裂**，**消化管穿孔（P.105）**，**消化性潰瘍（P.104）**，**マロリーワイス症候群（P.106）**，**食道癌**，**胃癌**，**大動脈解離（P.42）** などが考えられます。下血では，**上部消化管出血**，**消化管穿孔（P.105）**，**上腸間膜動脈閉塞（P.117）**，**腸重積**，**大腸癌**，**大腸憩室炎**，**痔核**，**裂肛** などが考えられます。

推測できる主な疾患

消化性潰瘍：胃潰瘍，十二指腸潰瘍

消化性潰瘍とは胃酸の影響を受けて胃および十二指腸壁の粘膜下層より深く組織が欠損した状態です。ヘリコバクター・ピロリ（ピロリ菌）の感染やNSAIDs（非ステロイド性抗炎症薬）の内服が発症のリスクになります。

【症状】自覚症状は上腹部痛が多く，半数は空腹時の鈍痛です。食事摂取で軽快する場合もあります。夜間の腹痛は十二指腸潰瘍の特徴であることが多いです。このほか，悪心・嘔吐，胸やけ，呑酸，上腹部不快感，吐血・下血が見られることもあります。

必要な検査，検査値・画像の特徴

【内視鏡検査】辺縁平滑な潰瘍性病変を認めます。内視鏡検査は胃・十二指腸潰瘍の診断のみならず，治療やその後の経過観察にも有用であり第一選択の検査となります。必要に応じて生検を行うこともあります。

【上部消化管造影】ニッシェ（潰瘍の粘膜欠損に造影剤が貯留してできるX線所見）やひだ集中像（潰瘍の治癒過程で粘膜が収縮することにより形成）を認めます。

治療

潰瘍からの出血の有無により，治療内容が異なってきます。

【出血がある場合】ショックがあればその治療（輸液や輸血など）を優先し，状態が安定したら緊急内視鏡治療（内視鏡的止血術クリッピング，エタノール局注，エピネフィリン局注）を行います。内視鏡的治療で止血できない場合，血管内治療や外科的治療を行います。

【出血がない場合】ヘリコバクター・ピロリの感染やNSAIDsの内服の有無を確認します。

ヘリコバクター・ピロリ感染がある場合：主に除菌療法を行います。

NSAIDs内服がある場合：基本的にはNSAIDsを中止します。

【投与する薬と注意点】消化性潰瘍に対する治療薬は，プロトンポンプ阻害薬（PPI）やヒスタミンH_2受容体拮抗薬などの酸分泌抑制薬が用いられます。

プロトンポンプ阻害薬（PPI）

胃粘膜壁細胞での胃酸分泌過程の最終段階であるプロトンポンプを特異的に阻害する薬剤で，昼夜問わず胃酸分泌抑制作用を発揮します。

ヒスタミンH_2受容体拮抗薬

ヒスタミン受容体を介する胃酸分泌は基礎分泌であり，ヒスタミンH_2受容体拮抗薬は夜間の胃酸分泌を効果的に抑制しますが，昼間の酸分泌抑制効果はPPIに劣ります。多くは腎排泄型の薬剤であるため，腎機能障害患者では投与量の調整が必要になります。

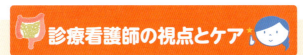

潰瘍の自覚症状は，治療薬の服用で速やかに改善するようになりました。しかし，「症状の改善＝潰瘍の治癒」を意味するわけではありません。治療薬の自己中断によって，治りかけた潰瘍が悪化することもあります。そのため，内服治療が必要なことを患者や家族に説明することが重要です。また，解熱鎮痛薬は，市販のものでも潰瘍を悪化させるので，服薬前には必ず相談するよう忘れずに指導しましょう。

上部消化管穿孔：胃穿孔，十二指腸穿孔

消化管に何らかの原因で穴が開くことで，腸管内容が腹腔内に漏れ出し腹膜炎を引き起こす病態です。原因疾患として，上部消化管では十二指腸潰瘍や胃潰瘍，下部消化管では大腸癌や大腸憩室などが多く見られます。

【症状】突然の上腹部の激痛が見られますが，高齢者などは症状に乏しいこともしばしばあります。腹膜炎に至ると，反跳痛や筋性防御などが見られます。

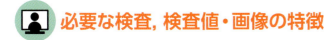

必要な検査，検査値・画像の特徴

【血液検査】血算，凝固検査（PT，APTT），生化学検査，BUN/Cre比（消化管内へ流出した血液中のタンパクが腸内細菌により尿素に分解され，腸管より吸収されるため，血清クレアチニンに比しBUNの上昇が大きくなる）など。

【画像検査】胸部・腹部立位単純X-Pで，横隔膜下に遊離ガスを認めます。腹部CT検査で，肝臓表面などに遊離ガスを認めます。また，穿孔時には，腹膜炎から腹水の貯留が認められます。

治療

【軽症例：保存的療法】全身状態が良好で，発症から24時間以内，腹部所見が限局している場合は，次のような保存的療法を行います。

- ・絶飲食
- ・輸液，抗菌薬，酸分泌抑制薬の投与などの薬物療法
- ・減圧の目的で胃管の挿入

ただし，十分な治療を行っても悪化が見られる場合には，外科的治療を考慮します。

【重症例：外科的治療】腹腔内洗浄ドレナージ＋（穿孔部）閉鎖術など

診療看護師の視点とケア

吐血や下血，痛みなどの症状は，不安や恐怖を感じることにつながります。患者が少しでも安心できるように，そばに付き添うなど援助が必要です。また，治療や処置の際には分かりやすく説明しましょう。

マロリーワイス症候群

種々の原因による腹腔内圧の急激な上昇により，食道胃接合部付近の粘膜に裂創が生じ，そこを出血源として吐血（まれに下血）を来す疾患です。腹腔内圧上昇の原因には，飲酒後の繰り返す嘔吐が最も多く，過度のアルコール摂取，妊娠悪阻，抗癌剤，内視鏡検査なども誘因となります（図7）。

【症状】激しい嘔吐を繰り返した後に，鮮血の混じった吐血（まれに下血）が見られます。

必要な検査，検査値・画像の特徴

【血液検査】高度出血を来している場合は貧血を認めることもありますが，通常，血液検査では特有な所見は認めません。

【画像検査】内視鏡検査で，食道胃接合部付近の粘膜に縦走する裂創を認めます。

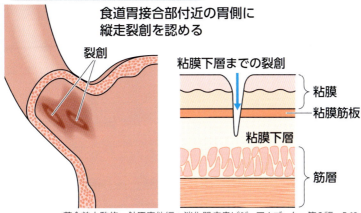

図7 マロリーワイス症候群

落合慈之監修，針原康他編：消化器疾患ビジュアルブック，第2版，P.63，学研メディカル秀潤社，2014.より引用，改変

 治療

保存的治療でほとんどが自然止血します。

【すでに止血している場合】状況に応じて絶食，補液を行い，酸分泌抑制薬，止血薬，粘膜保護薬などの薬物を使用します。

【出血を認める場合】内視鏡的止血術が選択されます。

クリッピング：内視鏡下に裂創部分にクリッピングを行い止血します。クリップの多くは自然に脱落し，便と共に排泄されます。

エタノールおよびエピネフリンの局注：内視鏡下に血管を収縮させる薬剤や止血薬を局注して止血します。

アルゴンプラズマ凝固：内視鏡下にプラズマ化したアルゴンガスに高周波電流を流して凝固止血します。

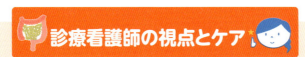

吐血時は顔を横に向けて，誤嚥や窒息予防に努めます。出血量が多い場合にはショックに陥る可能性があるため，バイタルサインの変化に注意が必要です。また，吐血による患者の不安が軽減できるようサポートが必要です。

急性虫垂炎

　糞石や食物残渣，腫瘍などにより虫垂の内腔が閉塞して，二次的に感染が加わることで発症する急性化膿性炎症性疾患です。炎症の程度により**表6**の3つに分類されます。

【症状】 食欲不振，嘔気，嘔吐や心窩部痛から右下腹部に移動する腹痛，発熱が典型的な症状です。身体所見では，次のような特徴的な圧痛点や徴候が見られます。

McBurney（マックバーニー）点：虫垂の付着部。右上前腸骨棘と臍を結ぶ線の外側3分の1の点（**図8**）。

反跳痛（Blumberg〈ブルンベルグ〉徴候）（**図5**〈P.89〉）

表6　急性虫垂炎の分類

	炎症の程度
単純性 （カタル性）	主として粘膜層に炎症が限局している段階で，虫垂は軽度腫大しており，保存的に軽快するものが多い。
化膿性 （蜂窩炎性）	全層に炎症が及んだ状態で，虫垂の腫脹，充血が高度で壁は肥厚し，内腔は膿が充満している。
壊疽性	高度の炎症や内圧の上昇により血行障害が起こり，全層が壊死になった状態で，壁は菲薄化して容易に穿孔が起こる。

図8　McBurney（マックバーニー）の圧痛点

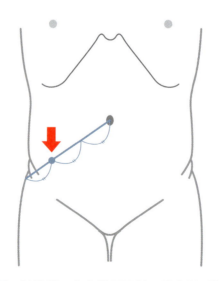

虫垂の付着部。右上前腸骨棘と臍を結ぶ線の
外側3分の1の点（矢印の位置）

Rovsing（ロブシング）徴候：仰臥位で下行結腸を下方より上方に押し上げるように圧迫すると，右下腹部痛が増強される現象で，大腸ガスが回盲部に移動し，圧上昇するため起こります（図9）。

Rosenstein（ローゼンシュタイン）徴候：左側臥位でMcBurney点を圧迫すると，仰臥位の時よりも圧痛が増強する現象で，重力により虫垂が伸展するために起こります（図10）。

また，いくつかの臨床徴候を組み合わせて診断するAlvarado（アルバラド）スコアという虫垂炎診断のスコアリングもあります（表7）。

必要な検査，検査値・画像の特徴

【血液検査】白血球，CRPなどの上昇を認めます。

【画像検査】腹部単純X-Pでは，炎症による小腸の麻痺性ガス像，糞石の石灰化像が見られます。腹部超音波・腹部CTでは，虫垂壁の肥厚，虫垂内の液体貯留，糞石，腹水，周囲の膿瘍が見られます。

治療

【保存的療法】腹膜刺激症状を欠く軽症例などでは，絶食，輸液・抗菌薬投与といった保存的治療が選択されますが，十分な保存的治療を行っても悪化が見られる場合には，外科的治療を考慮します。

【外科的治療】開腹手術と腹腔鏡手術による方法があります。化膿性（蜂窩性）虫垂炎・壊死性虫垂炎は手術適応です。

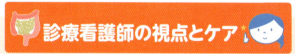

急性期は絶食，輸液，抗菌薬治療が開始されます。これらは患者の精神的ストレスとなり得るため，その必要性について十分な理解を得ることが大切です。症状に合わせて徐々に消化のよい食事が開始されます。食事開始時には，発熱や腹痛などに注意します。

図9　Rovsing（ロブシング）徴候

②大腸ガスが移動し強い痛みを感じる

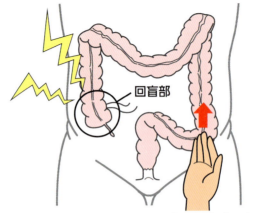

①下行結腸を下方から上方に押し上げる

図10　Rosenstein（ローゼンシュタイン）徴候

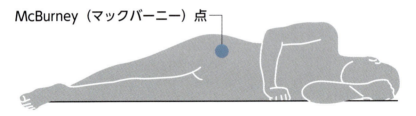

左側臥位でMcBurney（マックバーニー）点を圧迫すると痛みが増強

表7　Alvarado（アルバラド）スコア（虫垂炎診断スコア）

臨床徴候／検査値	スコア
心窩部から右下腹部への痛みの移動	1
食思不振	1
嘔気，嘔吐	1
右下腹部痛	2
反跳痛	1
37.3℃以上の発熱	1
WBC10,000/μL以上	2
好中球＞75％	1

1〜4点：虫垂炎の可能性低い
5〜6点：虫垂炎の可能性あり
7〜10点：虫垂炎の可能性高い

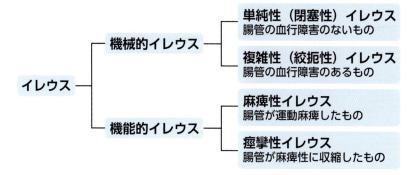

図11 イレウスの分類

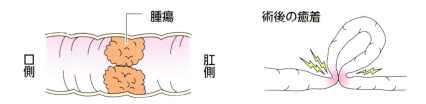

図12 単純性（閉塞性）イレウスの原因

イレウス（腸閉塞）

　イレウスとは，何らかの原因により腸管の内容物の通過が障害された状態です。

　イレウスは大きく機械性イレウスと機能性イレウスに分けられます。さらに，機械性イレウスは，腸管の血流障害を伴わない単純性（閉塞性）イレウスと，血行障害を伴う複雑性（絞扼性）イレウスに分類されます。機能性イレウスは麻痺性イレウスと痙攣性イレウスに分類されます（図11）。

単純性（閉塞性）イレウス

　機械的イレウスのうち，腸管への血行障害を伴わないものです。術後の癒着による癒着性イレウスが大部分を占め，小腸の閉塞が多く見られます。一方，大腸の単純性イレウスでは大腸癌によるものが多く見られます（図12）。

【症状】間欠的な腹痛，嘔吐，排ガスや排便の停止，腹部膨満感，脱水などが見られます。腸管運動の亢進により金属音（metallic sound）を聴取，打診では鼓音を認めます。

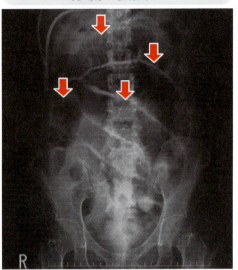

写真1　イレウス立位単純X線像
（小腸の拡張）

ガスで拡張した小腸が見られる。

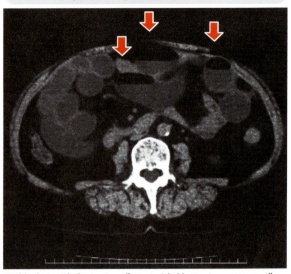

写真2　イレウス腹部単純CT像
（ニボー〈niveau〉）

腸管内に貯留したガスと液体によってニボー（niveau）と呼ばれる特徴的な鏡面像が見られる。

必要な検査，検査値・画像の特徴

検査上，重要なのは閉塞原因と部位を同定することです。

【血液検査】 白血球，BUNが上昇し，総タンパクが低下，Na，K，Clの低下などの電解質異常（血管透過性亢進のため），脱水の程度を反映するHct値，尿比重上昇などの上昇が見られます。

【画像検査】 立位腹部単純X-PやCT検査で，拡張した腸管のガス像（**写真1**），ニボー（niveau）形成（**写真2**）を認めます。

治療

一般的に次のような保存的治療で軽快することが多いです。

・絶飲食
・イレウス管・胃管挿入による腸管内容の吸引・減圧：イレウス管から水溶性造影剤を注入すると，閉塞部位の診断に役立つ。
・輸液：脱水の改善と電解質の補正を行う。
・抗菌薬投与：腸内細菌の増殖による菌血症の予防を行う。

保存的治療で改善が見られない場合や，症状悪化があれば手術を考慮します。

図13 複雑性（絞扼性）イレウスの原因

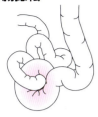
●腸捻転

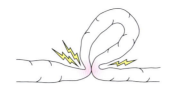
●術後の癒着

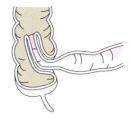
●腸重積

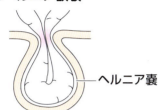
●ヘルニア嵌頓
ヘルニア囊

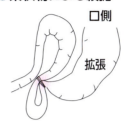
●索状物による絞扼
口側
拡張

診療看護師の視点とケア

　腸管内への水分喪失量は多量です。特に高齢者のイレウスは，腎不全を合併しやすく補液が遅れると致命傷となります。点滴の投与が確実にできているかチェックしましょう。嘔吐時は顔を横に向けて，誤嚥予防に努めます。吐物のにおいは再嘔吐を促すため，すぐに片付け，落ち着いたら口腔ケアを行い口腔内の清潔を保ちましょう。

複雑性（絞扼性）イレウス

　機械的イレウスのうち，腸管への血流障害を伴うものです。腸管壊死や穿孔などの危険性があり，急激に症状が悪化するため緊急手術の適応となります。原因としては，腸重積症，ヘルニア嵌頓，腸軸捻転症，術後の癒着，索状物などです（図13）。

【症状】突発する持続性の腹痛，嘔吐，腹部膨満感，ショックが見られます。単純性イレウスと比べると症状は重篤です。腹部診察で，強度の圧痛，腸蠕動の低下，筋性防御（図4〈P.89〉），反跳痛（Blumberg徴候）（図5〈P.89〉）を認めます。

必要な検査, 検査値・画像の特徴

【血液検査】白血球, CK, LDHなどの上昇, 代謝性アシドーシスなどを認めます（腸管壊死を反映）。

【画像検査】立位腹部単純X-Pで, 拡張した腸管のガス像（**写真1**〈P.112〉）, ニボー（niveau）形成（**写真2**〈P.112〉）を認めます。造影CT検査では, 腸管壁の高度な浮腫, 造影不良, 大量の腹水を認めます。

治療

基本的に緊急手術（絞扼の解除と壊死腸管の切除）の適応となります。

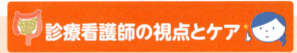

重症化しやすくショック状態に陥る場合があるため, 自覚症状や他覚症状の変化, バイタルサインの経時的変化に注意します。緊急手術となる可能性が高いため, 周りのスタッフと連携をとりながら準備を進めます。

下部消化管穿孔：小腸穿孔, 大腸穿孔

下部消化管穿孔では, 細菌を多量に含んだ消化液の流出により重篤な腹膜炎を引き起こし, 発症後早期に敗血症性ショックに陥りやすく致命的となるため, 迅速な診断, 治療が必要となります。大腸穿孔の主な原因は, 癌, 憩室炎, 硬便があり, そのうち癌の頻度が最も高いです。その他の原因としては, 外傷, 虚血, 炎症, 医原性などが挙げられます。小腸穿孔の頻度は低いですが, 原因としては腸炎, 虚血, 異物, 外傷などがあります。

【症状】激しい腹痛, 発熱, 嘔気, 嘔吐, 浅呼吸, 頻脈などの症状が見られます。

必要な検査, 検査値・画像の特徴

【血液検査】白血球上昇やCRPの上昇が見られます。急激な白血球の低下, 血小板数も同時に減少していればDIC（播種性血管内凝固症候群）の併発の可能性もあるた

め注意が必要です。

【画像検査】胸部・腹部立位単純X-Pでは，消化管内腔にあった気体が腹腔内に脱出するため，非生理的な部位に遊離ガスが認められます。胸部立位では，横隔膜下に遊離ガスが見られることが多くあります。

腹部超音波検査では，消化管穿孔以外の急性腹症（肝・胆道系，膵炎，泌尿器系，婦人科系疾患）の除外に有用です。遊離ガスはX線検査に比べ検出率はよくありませんが，腹水の局在と量の診断には有用です。

腹部CT検査では，腹腔内遊離ガスや炎症に伴う脂肪織濃度の上昇や腹水が認められます。

治療

診断がつき次第，緊急手術を行います。腹腔内の汚染に対して，大量の生理食塩水で洗浄することが必要です。敗血症性ショックに対しては，原因に対する手術を施行後，エンドトキシン吸着などの血液浄化療法を行います。循環不全を改善させるため，心機能を評価し輸液や昇圧剤の投与を行います。

診療看護師の視点とケア

緊急手術となる可能性が高いため，周りのスタッフと連携をとりながら準備を進めます。重症化しやすくショック状態に陥る場合があるため，自覚症状や他覚症状の変化，バイタルサインの経時的変化に注意します。患者や家族に説明を行い，少しでも不安が軽減できるようサポートが必要です。

潰瘍性大腸炎

潰瘍性大腸炎は主に粘膜を侵し，びらんや潰瘍を形成する大腸の原因不明のびまん性非特異性炎症です。その経過中に再燃と寛解を繰り返すことが多く，腸管合併症（中毒性巨大結腸症，穿孔，大出血）や腸管外合併症（口内炎，光彩炎，関節炎，原発性硬化性胆管炎など）を伴うことがあります。また，長期かつ広範に大腸を脅かす場合は癌化の傾向があります。

【症状】典型的には，繰り返す粘血便，下痢，腹痛，発熱，倦怠感，体重減少などが見られますが，病変範囲と重症度によって変わってきます。潰瘍性大腸炎の重症度を評価することは，治療方針を決定する上で重要です（**表8**）。

 必要な検査，検査値・画像の特徴

初発の際は特に，感染性腸炎との鑑別が重要です。

【血液検査】Hb低下，CRP上昇，血沈上昇などを示します。

【画像検査】内視鏡検査で，直腸から連続するびまん性の炎症像を認めます。びらん，潰瘍形成，偽ポリポーシスが多発して見られます。注腸造影検査では，ハウストラの消失（鉛管像）や腸管の狭窄など認めます。

【その他】便潜血反応陽性，便細菌培養検査（感染性腸炎との鑑別のため）などをチェックします。

 治療

重症度と病変の範囲を把握し，治療を開始することが重要です。内科的治療が原則です。根治療法や再燃・難治化を抑える確実な治療法はなく，継続的な薬物療法が必要となります。

【内科的治療】
・薬物療法：サリチル酸塩製剤，副腎皮質ステロイド，免疫抑制剤
・血球成分除去療法：顆粒球除去療法，白血球除去療法

表8　潰瘍性大腸炎の臨床的重症度

	重症	中等症	軽症
1. 排便回数	6回以上	重症と軽症の中間	4回以下
2. 顕血便	（＋＋＋）		（＋）〜（−）
3. 発熱	37.5℃以上		（−）
4. 頻脈	90回/分以上		（−）
5. 貧血	Hb10g/dL以下		（−）
6. 血沈	30mm/時以上		正常

重症：1と2および3または4を満たし，6項目中4項目を満たすもの。
軽症：6項目すべてを満たすもの。

医療情報科学研究所編：病気がみえる vol.1 消化器，第4版，P.318，メディックメディア，2012.

【外科的治療】

大腸全摘と回腸肛門吻合術などが標準術式になります。

- 絶対適応：大出血，狭窄，穿孔，中毒性巨大結腸症，癌化など
- 相対的適応：難治例，局所的合併症，発育障害

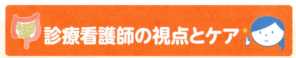

頻回に排泄する時は，肛門部はびらんや感染が起こりやすいので，清潔を保持するようにします。潰瘍性大腸炎は長期にわたり寛解と再燃を繰り返す疾患であること，ストレスが悪化因子となることを患者や家族に説明し，治療を継続できるよう精神面での援助が不可欠です。

上腸間膜動脈閉塞

　上腸間膜動脈閉塞症は頻度は高くありませんが，診断の遅れが致命傷となり得る重篤な疾患です。心房細動や弁膜症，虚血性心疾患などの経過中に心原性血栓によって発生する塞栓症，動脈硬化を基礎として発生する血栓症，そのほか動脈解離などが原因となります（図14）。

【症状】突然の強い腹痛で発症します。そのほか，嘔気，嘔吐，腹部膨満，下痢，下血といった症状が挙げられますが，特徴的と言えるものはありません。虚血が進行すると，腹膜刺激症状やショックに伴う症状が見られます。腹部所見が出現した頃には腸管壊死を来していることも多く，救命率も低くなります。

必要な検査，検査値・画像の特徴

【血液検査】特徴的な検査所見はありません。早期には，異常値がないか，あっても白血球上昇くらいです。腸管虚血が進行すると，白血球上昇，AST，LDH，CPKなどの筋逸脱酵素の上昇，BUN上昇，血清アミラーゼ上昇，血液ガスでの代謝性アシドーシスや乳酸値上昇が見られます。

【画像検査】腹部単純CTでは，腸管虚血の所見として腸管壁肥厚，腸管拡張，腹水などが見られますが，特徴的な所見ではありません。腸管壊死を来し進行すると，

図14 上腸間膜動脈

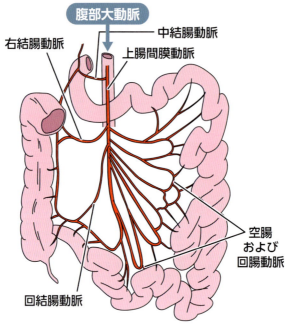

腸の血流は3本の動脈系により支配されており，上腸間膜動脈はほかの2本に比べて，側副血行路の形成が少なく血管が閉塞しやすい。

門脈内ガス像や腹腔内遊離ガスを見ることがあります。

造影CTでは，上腸間膜動脈の造影欠損，腸管壁の造影不良を認めます。

治療

早期に診断できれば血流を再開して腸管の壊死を避けることを治療目標にしますが，時間が経過した場合は腸管壊死が明らかであるため外科的切除が必要となります。

【血栓溶解療法】 動脈カテーテルを挿入してウロキナーゼなどの血栓溶解剤を投与し，血流再開を行います。発症から6時間以内を目安に行います。

【外科的治療】 開腹術により血栓除去や壊死腸管の切除を行います。

【抗凝固・抗血小板療法】 特に動脈解離による血流障害の場合に選択します。解離の進行や血流不全による血栓閉塞を生じさせないために行います。

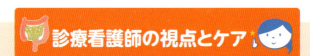 診療看護師の視点とケア

腹膜刺激症状を伴わない強い腹痛を訴える患者で，心臓弁膜症や心房細動の既往がある場合には，上腸間膜動脈閉塞を常に考えましょう。

胆石症

　胆汁成分から生成された結石が，胆道内（胆嚢，総胆管，肝内胆管）に存在する病態を胆石症と言います。胆石の局在部位により，胆嚢結石，総胆管結石，肝内結石に分類されます。また，胆石の成分などから，コレステロール胆石，色素胆石，まれな胆石に分類されます。胆石症は5F（Female：女性，Forty：40代，Fatty：肥満，Fertile：多産，Fair：白人）の人に多いとされています。

【症状】胆嚢結石は無症状のものが多く，健診の超音波検査などで指摘される場合が多いです。有症状例では，消化器不定愁訴から胆道痛発作までさまざまです。胆道痛発作では，食後（特に油物摂取後）や夜間に突発する心窩部や右季肋部の強い痛みや右背部から右肩への放散痛で，悪心や嘔吐を伴うこともあります。一方，総胆管結石症では発熱などの胆管炎症状や黄疸などの胆管閉塞症状が多く，無症状のものは少ないです。

必要な検査，検査値・画像の特徴

【血液検査】発作後は白血球やCRPなどの炎症反応が上昇し，T-bilや胆道系酵素（ALP，LAP，γ-GTP）も上昇します。

【画像検査】腹部超音波検査では，音響陰影（acoustic shadow）を伴う高エコー像を認めます。体位変換による移動があれば，胆石と判断します（ポリープとの鑑別）。
　腹部CT検査では，高吸収の結石を認めます（純コレステロール結石は描出されない）（**写真3**）。
　腹部X-Pでは，胆石の多くは陰性で写らないことが多く，写る陽性胆石はカルシウム含有の多い結石になります。
　MRCP（核磁気共鳴胆管膵管造影）では，胆石は欠損像として描出され，超音波やCTでとらえられないものも描出できます。
　ERCP（内視鏡的逆行性胆管膵管造影）は明瞭な胆管像が得られることから，総胆管結石の診断に有用です。

治療

　症状の有無や胆石の性状，部位などを考慮し治療方針を決めます。

写真3　胆石腹部単純CT像

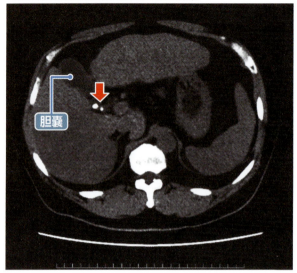

胆嚢頸部に結石が見られる。

【胆嚢結石】症状に応じて治療を行います。

無症状の場合は，無治療で経過観察することも多くあります。

有症状の場合は，基本的には腹腔鏡下胆嚢摘出術，開腹胆嚢摘出術などを行いますが，経口胆石溶解療法やESWL（体外衝撃波結石粉砕療法）を行うこともあります。経口胆石溶解薬（例：ウルソデオキシコール酸）の適応は，①コレステロール胆石で，②カルシウム成分が少なく，③直径が＜15mmで，④胆嚢の機能が十分保たれており，⑤症状がないか，軽微である場合です。

【総胆管結石】症状の有無にかかわらず内視鏡的治療が原則です。

・EST（内視鏡的乳頭切開術）＋内視鏡的砕石術

・EPBD（内視鏡的乳頭バルーン拡張術）＋内視鏡的砕石術

※口から十二指腸まで内視鏡（胃カメラ）を入れ，電気メスにより十二指腸乳頭の乳頭括約筋（乳頭を緩めたり，閉めたりする筋肉）を切開する（EST）。内視鏡下にバルーンを使用して乳頭開口部を拡張するものを内視鏡的乳頭バルーン拡張術（EPBD）と言う。

【肝内結石】肝内胆管癌の合併を念頭に置いて対応します。

・肝部分切除術：肝萎縮を認める場合や肝内胆管癌が疑われる場合などが適応

・PTCSL（経皮的胆道鏡下切石術）

【投与する薬と注意点】経口胆石溶解薬による完全溶解には長い期間（数カ月から数年）かかることもあり，患者のコンプライアンスの維持が不可欠になります。

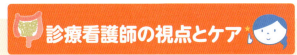 **診療看護師の視点とケア**

　経口胆石溶解薬は，飲み始めてもすぐに効果が出てくるわけではないので，規則正しく服用するように指導します。

　胆石症状は，高脂肪食を摂取してから数時間後，特に夜間就寝中に起こりやすいため，低脂肪食とし過食や就寝直前の食事を避けるよう生活指導を行いましょう。

急性胆嚢炎

　急性胆嚢炎の原因の多くは，胆石が胆嚢頸部や胆嚢管に嵌頓し，胆嚢管閉塞のため胆汁うっ滞，胆嚢内圧上昇を来し胆嚢血流障害が生じることにより発症します。さらに，胆汁感染が加わることで重症化します。

　右上腹部から心窩部にかけての腹痛，悪心，嘔吐，発熱が見られます。腹部診察で，圧痛，筋性防御（図4〈P.89〉），Murphy（マーフィー）徴候（図6〈P.90〉）を認めます。

必要な検査，検査値・画像の特徴

【血液検査】白血球，CRP，胆道系酵素（ALP，γ-GTP），T-Bilなどが上昇します。

【画像検査】腹部超音波検査や腹部CT検査で，胆嚢壁の肥厚，胆嚢腫大，胆泥，嵌頓した胆嚢結石などを認めます。また，超音波プローブで胆嚢を圧迫すると圧痛を生じることがあります（Sonographic Murphy Sign）。

治療

【初期治療】絶食，輸液，抗菌薬（経静脈的）投与，鎮痛薬投与などを行います。また，血液培養や胆汁培養による起因菌の同定も重要です。

【胆嚢摘出術】胆嚢摘出術には腹腔鏡下胆嚢摘出術と開腹胆嚢摘出術があります。最近は小さな切開創で行われる腹腔鏡下胆嚢摘出術が第一選択です。開腹術に比べ傷が小さく早期離床が可能ですが，癒着が強い場合や出血のコントロールがつかない場合などは，開腹術に移行せざるを得ないこともあります。

【胆嚢ドレナージ】早期手術ができない場合や全身状態が不良な場合などに，PTGBD（経皮経肝胆嚢ドレナージ）やPTGBA（経皮経肝胆嚢吸引穿刺）を行います。

> **診療看護師の視点とケア**
>
> 急性期には胆嚢収縮を抑えるため，絶食，輸液，抗菌薬治療が開始されます。これらは患者の精神的ストレスとなり得るため，その必要性について十分な理解を得ることが大切です。ドレナージを施行している時は，胆汁の量や性状を観察します。また，ドレナージチューブの固定を確実に行い，チューブの逸脱や屈曲に注意します。

急性胆管炎

急性胆管炎は何らかの原因で胆管の通過障害を来して胆汁がうっ滞し，胆汁中に細菌が異常繁殖し惹起された感染症です。胆管閉塞が持続し胆管内に化膿性胆汁が貯留すると，胆管内圧が上昇して急性閉塞性化膿性胆管炎（AOSC）を生じます。大量のエンドトキシンを含む胆汁が肝臓に逆流し血中に移行するため，迅速な胆道減圧を行わないと救命できないことがあります。

【症状】悪寒戦慄，発熱，腹痛，黄疸，ショック，意識障害などが見られます。特徴的な徴候としてCharcot（シャルコー）の3徴（発熱，右上腹部痛，黄疸）やReynolds（レイノルズ）の5徴（発熱，右上腹部痛，黄疸，ショック，意識障害）などがあります。

 ## 必要な検査，検査値・画像の特徴

【血液検査】白血球，CRP，胆道系酵素（ALP，γ-GTP），T-Bil，ASTなどの上昇を認めます。

【画像検査】腹部超音波検査や腹部CT検査で，拡張した胆管，総胆管結石などを認めます。

 ## 治療

原則として，胆道ドレナージを前提とした治療を開始します。

【初期治療】絶食，輸液，抗菌薬（経静脈的）投与，鎮痛薬投与を行います。また，重症例ではショックやDICなどに対する治療も並行して行います。血液培養や胆汁

培養による起因菌の同定も重要です。

【胆道ドレナージ】できる限り早期に，EBD（内視鏡的胆道ドレナージ）や胆管ステント留置，もしくはPTBD（経皮経肝胆道ドレナージ）を行います。

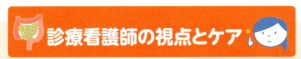

診療看護師の視点とケア

重症化しやすくショック状態に陥る場合があるため，自覚症状や他覚症状の変化，バイタルサインの経時的変化に注意します。胆道ドレナージなどの減圧処置は，患者・家族にとって不安やストレスとなります。丁寧な説明や精神的支援を心がけましょう。ドレナージを施行している時は，胆汁の量や性状を観察します。また，ドレナージチューブの固定を確実に行い，チューブの逸脱や屈曲に注意します。

急性膵炎

急性膵炎は飲酒などを契機として発症する膵臓の急性炎症です。膵臓で生成されたタンパク分解酵素の活性化による膵の自己消化を特徴とし，大量のサイトカインが放出され，血流を介して全身に及び，ショック，呼吸不全，急性腎不全などの多臓器障害を起こします。

【重症度の判定】急性膵炎には入院治療で軽快する軽症例から，ショックや多臓器不全を来す重症例までその重症度はさまざまであり，選択する治療も変わってきます。また，初期には軽症でも，数日後には重症化する場合もあり，重症度を判定することは非常に重要です。入院後48時間以内に重症度判定基準（表9）に従って重症度を判定します。重症度判定の基準は9つの予後因子と造影CTのGradeからなります。

【症状】自覚症状として，心窩部から背部にかけての強い持続痛があります。胸膝位で痛みは軽減し，アルコールや脂肪摂取で増悪します。発熱，悪心，嘔吐，食欲不振などが見られます。急性壊死性膵炎などが重症化した場合，腹膜炎による麻痺性イレウス，皮膚の内出血斑（Cullen〈カレン〉徴候：腹腔内出血を反映した臍周囲の出血斑，Grey-Turner〈グレイ・ターナー〉徴候：腹腔内出血による左側胸部から腹部にかけての黒い出血斑），呼吸不全（PaO_2低下，頻呼吸），ショック，

表9 急性膵炎重症度判定基準

A．予後因子：以下の項目を各1点とし，合計2点以下は軽症，3点以上は重症とする
1. Base excess≦－3mEq/L，またはショック（収縮期血圧≦80mmHg）
2. PaO_2≦60mmHg（room air），または呼吸不全（人工呼吸器管理を必要とするもの）
3. BUN≧40mg/dL（またはCr≧2.0mg/dL），または乏尿（輸液後も1日尿量が400mL以下であるもの）
4. LDHが基準値上限の2倍以上
5. 血小板数≦10万mm^3
6. 総Ca値≦7.5mg/dL
7. CRP≧15mg/dL
8. SIRS診断基準における陽性項目数≧3
   SIRS（全身性炎症反応症候群）診断基準項目
   ① 体温＞38℃あるいは＜36℃
   ② 脈拍＞90回/分
   ③ 呼吸数＞20回/分あるいは$PaCO_2$＜32mmHg
   ④ 白血球数＞12,000/mm^3または＜4,000/mm^3または10％超の幼若球の出現
9. 70歳以上

B．造影CTのGrade：炎症の膵外進展度と造影不良域から重症度を判定する
1. 炎症の膵外進展度　　　　　　2. 膵の造影不良域
   ・前腎傍腔　　　0点　　　　　・各区域に限局，あるいは膵の周辺のみ　0点
   ・結腸間膜根部　1点　　　　　・2つの区域にかかる場合　　　　　　　1点
   ・腎下極以遠　　2点　　　　　・2つの区域全体，あるいはそれ以上　　2点

1と2の合計が1点（Grade 1），2点（Grade 2），3点（Grade 3）
Grade 1以下は軽症，Grade 2以上は重症とする

厚生労働省急性膵炎重症度判定基準（2008）

腎障害，テタニー（リパーゼで壊死した脂肪組織にCaが結合・消費されるため低Ca血症を起こす），循環不全や不全による代謝性アシドーシスなどの症状を呈することがあります。

必要な検査，検査値・画像の特徴

診断にはCTが最も有用で，特に重症化の診断には造影CTが不可欠です。

【血液検査】膵酵素（アミラーゼ，リパーゼ），白血球，Hct上昇（多量の滲出液増加により血液濃縮が起こる）が見られ，血清K値，BUN/Cre，CRPなども上昇します。また，血小板が減少し，血糖値が上昇（炎症によりランゲルハンス島が障害されインスリンの分泌が低下）します。血清Ca低下やLDH上昇（組織の破壊が起こる）は，重症化のサインです。

【画像検査】腹部CT検査や腹部超音波検査で，膵腫大，輪郭の不明瞭化，膵周囲の液体貯留などを認めます。

 治療

重症度と成因に応じた治療を行います。

【基本的治療】十分な輸液と呼吸・循環動態の管理が重要です。

・膵外分泌の刺激の抑制：安静・絶食
・尿量と血圧の維持：細胞外液による十分な輸液
・鎮痛薬投与：非麻薬性鎮痛薬やNSAIDsなど
・タンパク分解酵素阻害薬の点滴：活性化膵酵素を抑制し、膵炎の進行を防止

【重症例での特殊治療】

持続的血液ろ過透析

不安定な循環動態でも比較的安全に行うことができ、腎機能補助の目的で行われます。

タンパク分解酵素阻害薬・抗菌薬持続動注療法

造影CT上の膵造影不良域を支配する膵栄養動脈に大腿動脈から挿入したカテーテル先端を留置し、タンパク分解酵素阻害薬と抗菌薬を投与することによって膵循環障害の改善、炎症の伸展阻止、膵壊死層への感染を防止します。

【胆石性膵炎の治療】内視鏡的に胆道ドレナージまたは胆石摘除を行います。

【外科的治療（手術・ドレナージ）】感染性膵壊死や膵膿瘍を合併した場合に行います。

【投与する薬と注意点】タンパク分解酵素阻害薬（例：メシル酸ガベキサート，メシル酸ナファモスタット）は、血管外漏出で血管内皮細胞を壊死させるため注意が必要です。血管痛や静脈炎などを引き起こしやすい薬剤でもあるため、血流が豊富で安全なCVラインからの投与が第一選択です。

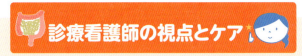

食事や水分制限、安静による行動制限、チューブ挿入に伴う制限など、検査や治療に伴うストレスが多くなります。また、治療上の制限が長期にわたることも多く、理解が得られるように説明し、ストレスが軽減できるように援助が必要です。

上部尿路結石

腎、尿管、膀胱、尿道にある結石を尿路結石と呼びます。尿路感染、腎機能障害の原因になります。腎・尿管結石を上部尿路結石、膀胱・尿道結石を下部尿路結石と呼びます。かつては下部尿路結石が多く見られましたが、現在では上部尿路結石が大部

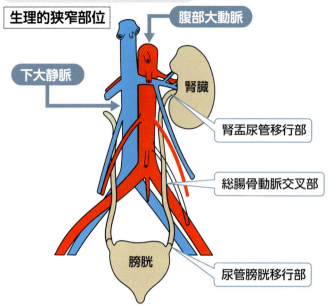

図15 尿路結石の好発部位

井口正典監修：STEP泌尿器科，第3版，P.179，海馬書房，2010.より引用，改変

分を占めます（約95％）。結石は腎から尿管以下に流れ出ると，尿路の閉塞や激痛を引き起こします。

【症状】側腹部痛，血尿，結石の排出が三大徴候です。結石が腎内に留まっているうちは，無症状であることが多く，症状があっても腎の鈍痛程度です。結石が尿路中に嵌頓すると，仙痛発作を引き起こします。生理的狭窄部位（腎盂尿管移行部，総腸骨動脈との交差部，尿管膀胱移行部など）は結石による閉塞が起こりやすいです（図15）。他覚症状は肋骨脊柱角叩打痛などがあります。

必要な検査，検査値・画像の特徴

【尿検査】尿潜血や血尿の有無（柔らかい尿路粘膜を硬い結石がこするため尿潜血や血尿を認める）を確認します。尿沈渣では，細かい結晶が確認でき，その成分を類推して治療に役立てることもできます。

【画像検査】腹部単純X-PはKUB*と呼ばれる撮影方法で行い，石灰化像を認めます。一部X線陰性結石があります。

腹部超音波検査では，結石陰影が見られます。水腎症や水尿管症の有無も確認します。

腹部単純CT検査では，すべての結石が描出されます（X線陰性結石も描出可能）。

静脈性腎盂造影（IVP）では，尿路上の結石に一致して造影剤の停滞を認めます。

*kidney（腎臓），ureter（尿管），bladder（膀胱）の頭文字。この3つが撮影範囲に入るようなX線の撮影方法。

治療

【保存的治療】短径5mm以下の腎，尿管結石は自然排石を待ちます。1日尿量を2,000～3,000mL以上に保ち排石を促します。排石促進の内服薬を併用することがあります。

【外科的治療】外科的治療の適応となるのは，①結石が大きく，自然排石が期待できない場合，②仙痛発作を繰り返し，日常生活に支障を来している場合，③結石の尿管閉塞により，腎機能低下を認める場合，④感染を合併しており，コントロールができない場合，⑤両側の尿路結石症の場合などです。
次のような手術方法があります。

・ESWL（体外衝撃波結石破砕術）：仰臥位になり，衝撃波発生装置で発生させた衝撃波を体外から結石に当て，結石を破砕します。ESWLは低侵襲であり第一選択となりますが，ESWLで治療困難な結石に対しては，TUL，PNLを併用します。適応は腎結石，上部・下部尿管結石です。

・TUL（経尿道的尿管砕石術）：経尿道的に尿管に尿管鏡を挿入し，レーザーなどで結石を破砕します。適応は上部・下部尿管結石です。

・PNL（経皮的腎砕石術）：背中から腎臓まで腎瘻を作り，そこから内視鏡を挿入して結石を破砕します。適応は腎結石です。

診療看護師の視点とケア

水分摂取量が減少すると，尿が濃縮され結石ができやすくなります。水分を多く摂取し（1日2Lの水を飲む），肉類を控え（動物性タンパク質の1日摂取量の目安は体重1kgあたり1g程度），野菜摂取を増やしたバランスのよい食事を心がけましょう。また，アルコールは控えるように指導しましょう。

引用・参考文献

1）井清司，BEAM（Bunkodo Essential Advanced Mook）編集委員会編：腹部救急対応マニュアル—症状から学ぶ，急性腹症初期対応のアルゴリズム，P.15，文光堂，2011．
2）落合慈之監修，針原康他編：消化器疾患ビジュアルブック，第2版，腹膜刺激症状，P.215，学研メディカル秀潤社，2014．
3）前掲2），P.63．
4）厚生労働省急性膵炎重症度判定基準（2008）
5）井口正典監修：STEP泌尿器科，第3版，P.179，海馬書房，2010．
6）医療情報科学研究所編：病気がみえる vol.1 消化器，第4版，P.318，メディックメディア，2012．
7）神保勝一編：腹痛診療ナビ，P.326，日本医事新報社，2008．
8）小豆畑丈夫：腹痛部位と特徴的徴候，消化器外科，Vol.38，No.11，P.1529〜1537，2015．
9）前掲1），P.223．
10）永井良三シリーズ総監修，白鳥敬子他編：消化器研修ノート，P.656，診断と治療社，2009．
11）前掲2），P.389．
12）下條文武編：腎臓がわかる—腎・泌尿器疾患／水・電解質代謝異常，P.172〜175，西村書店，2008．
13）落合慈之監修，渋谷祐子他編：腎・泌尿器疾患ビジュアルブック，P.173〜176，学研メディカル秀潤社，2011．
14）前掲5），P.178〜191．
15）髙橋信一企画：効果的に使う！消化器の治療薬：初期治療から慢性期まで症状・病因・経過にあわせたベストな処方（消化器Book 8），P.191，羊土社，2012．
16）笠原真弓他：おなかが痛い，救急看護トリアージのスキル強化，Vol.4，No.6，P.11〜16，2015．
17）越前宏俊，鈴木孝編：症例で身につける臨床薬学ハンドブック—122症例から学べる薬物治療のポイント，P.88〜93，羊土社，2009．
18）山田信博編：治療薬イラストレイテッド—一目でわかる薬理作用と疾患別処方箋，P.98〜101，羊土社，2005．
19）原景子，二宮洋子監修：NCブックス 臨床で出合う薬の基本をマスターしよう，改訂・増補版，P.88〜125，医学芸術社，2004．
20）医療情報科学研究所編：フィジカルアセスメントがみえる，P.156〜187，メディックメディア，2015．

臨床必携
患者さんの見方がわかる。看護・アセスメント・治療

脳神経の何か変?

［執筆］村上友悟

脳神経疾患の患者の見方

　脳神経領域では，意識障害や麻痺（運動・感覚障害，失語・構語障害，嚥下障害など），けいれん，頭痛，嘔吐，めまいなどの症状が，疾患の診断や病態を把握する重要な所見になります。救命処置が必要な場合も多く，処置と並行して観察する能力も必要となります。そして，症状が治療方針に大きく関与するため，適切に観察し客観的に評価できることが大切です。また，意識障害や言語障害などでは，患者の訴えを聞くことが困難なこともあるため，医療者が積極的に診察し，アセスメントしていくことが適切な治療につながります。

患者の症状・訴えから何を疑う？

意識障害

　意識とは，医学的には自己および自己の周りの外界を完全に認識している状態と定義されます。つまり，自分が（もしくは外界で）していることが自分で分かっている状態です。

身体所見の取り方・見方

　意識障害の評価は，JCS（Japan Coma Scale）とGCS（Glasgow Coma Scale）が多く使用されます。JCS：Ⅱ－30以上，GCS：8点以下は，緊急度が高く要注意です（切迫するD）。

【JCS（Japan Coma Scale）】覚醒を中心とした評価で，「1桁」「2桁」「3桁」と大まかに重症度を評価することができる利点を持っています（表1）。

【GCS（Glasgow Coma Scale）】「開眼」「言語反応」「運動反応」で意識を評価します（表2）。

押さえておくべき特徴的事項

　意識障害は重篤な疾患が多く，A（気道確保），B（呼吸管理），C（循環管理）が重要になってきます。そのため，まずバイタルサインをチェックし，異常を認めた場合はA・B・Cの救命処置を優先します。また，低血糖や長期絶食によるビタミン

表1　Japan Coma Scale（JCS）

Ⅰ. 刺激しないで覚醒している状態	1	ほぼ清明だが，今一つはっきりしない
	2	見当識（時・人・場所の認識）障害がある
	3	自分の名前，生年月日が言えない
Ⅱ. 刺激すると覚醒する状態	10	普通の呼びかけで容易に開眼する
	20	大きな声，体を揺さぶることにより開眼する
	30	痛み刺激を加え，呼びかけを繰り返すとかろうじて開眼する
Ⅲ. 刺激しても覚醒しない状態	100	痛み刺激に対し払いのけるような動作をする
	200	痛み刺激で少し手足を動かしたり，顔をしかめたりする
	300	痛み刺激に全く反応しない

B1欠乏が疑われる場合は初期対応が予後を左右するため，結果を待たずにブドウ糖やビタミンB1（アリナミン®）投与などの治療が優先される場合もあります。

 ## バイタルサインの見方

　心電図モニター，SpO₂モニターの装着と同時にA（気道閉塞や発声の有無など），B（呼吸リズムや胸郭の動きなど），C（脈の触知，末梢冷汗など）の身体所見も観察します（**表3**）。また，低血糖のチェックも行います。低血糖は血糖測定器で容易に評価が可能です。

 ## 上手な声かけと問診のコツ

　意識障害は，緊急性が高く重篤な状態なことが多いため，早期発見が予後を左右します。「呼びかけても反応が鈍い」「ぼんやりしている」などの状態に気づくことがまず何よりも大切です。

　意識障害の観察ポイントは，呼吸，循環などのバイタルサインと共に，神経学的所見や顔色，皮膚など全身観察が重要となります。加えて，発症様式や前駆症状，既往

表2　Glasgow Coma Scale (GCS)

観察項目	反応	スコア
E：Eye Opening（開眼）	自発的開眼	4
	呼びかけにより開眼	3
	痛み刺激により開眼	2
	痛み刺激でも開眼しない	1
V：Best Verbal Response（言語反応）	見当識あり	5
	会話が混乱する	4
	発語はあるが会話は成立しない	3
	理解不明の発声	2
	発語なし	1
M：Best Motor Response（運動反応）	命令に従う	6
	痛み刺激の場所に手を持ってくる	5
	痛み刺激から逃げる	4
	痛み刺激に対して異常な屈曲運動	3
	痛み刺激に対して伸展運動	2
	痛み刺激に対して全く動かない	1

表3　意識障害の原因によるバイタルサインの変化

呼吸	チェーン・ストークス呼吸	両側大脳皮質下および間脳の障害
	中枢性過換気	中脳下部から橋上部の障害
	失調性呼吸	橋上部から延髄上部の障害
	クスマウル呼吸	糖尿病性昏睡，尿毒症
体温	高体温	脳幹部障，感染症，熱中症，悪性症候群，甲状腺・副腎クリーゼ
	低体温	偶発性低体温症，粘液水腫
血圧	高血圧	頭蓋内圧亢進
	低血圧	ショック
脈拍	徐脈	頭蓋内圧亢進，心疾患，甲状腺機能低下，低体温
	頻脈	脱水，出血，感染，甲状腺機能亢進
	不整脈	アダムス・ストークス症候群

歴や服薬歴なども原因究明には重要になります。

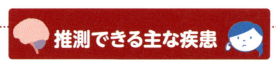
推測できる主な疾患

　意識障害の原因を鑑別するには"AIUEOTIPS"を参考にしてください（表4）。意識障害の対応には，A・B・Cの安定化や原因の鑑別のため，モニターの装着や全身観察，気管挿管や吸引などの処置，採血や薬剤投与など，多くのことを迅速かつ的確に行う必要があります。そのため，発見した際には，人員を確保するため応援を呼ぶことが何よりも大切です。

頭痛

　頭痛には頭痛を起こす他の疾患がない"一次性頭痛"と，何らかの疾患の結果として頭痛が起こっている"二次性頭痛"があります。"二次性頭痛"のうち特に頭蓋内病変（くも膜下出血，脳内出血，髄膜炎など）は，生命にかかわる要注意なもので緊急を要するため，まず疑って除外することが大切です。"一次性頭痛"の三大疾患には，片頭痛，緊張型頭痛，群発頭痛があります。

表4　AIUEOTIPS

		疾患	特徴的な身体症状（一部）
A	Alcohol（アルコール）	急性アルコール中毒（アルコール離脱）	アルコール臭
		ウェルニッケ脳症（ビタミンB1欠乏）	
I	Insulin（インスリン）	高血糖（糖尿病性ケトアシドーシス, 高浸透圧性非ケトン性昏睡）	アセトン臭
		低血糖	冷汗
U	Uremia（尿毒症）	尿毒症	アンモニア臭
E	Encephalopathy（脳症）	肝性脳症 高血圧性脳症	黄疸, 羽ばたき振戦
	Endocrinopathy（内分泌疾患）	甲状腺・副甲状腺クリーゼ 急性副腎不全	
	Elctrolytes（電解質）	Na・K・Ca・Mgの異常	
O	Oxygen（酸素）	低酸素症 高二酸化炭素血症, 一酸化炭素中毒	蒼白, 冷汗・湿潤
	Opiate Overdose（薬物中毒）	麻薬・鎮痛薬など過剰投与	縮瞳
T	Trauma（外傷）	脳挫傷, 頭蓋内出血（硬膜下／硬膜外血腫）	脳ヘルニアによる瞳孔異常
	Tumor（腫瘍）	脳腫瘍	脳ヘルニアによる瞳孔異常
	Temperature（体温）	低体温, 高体温（熱中症, 悪性症候群）	
I	Infection（感染）	中枢神経系感染症（髄膜炎, 脳炎, 脳膿瘍） 敗血症	項部硬直
P	Psychogenic（精神疾患）	過換気症候群 うつ病, 統合失調症, ヒステリー	
S	Stroke（脳卒中）	脳梗塞, 脳出血, くも膜下出血	瞳孔異常や共同偏視, 失語や片麻痺など
	Shock（ショック）	循環不全	蒼白, 冷汗・湿潤 頸静脈怒張
	Seizure（けいれん）	てんかん	共同偏視

脳神経

身体所見の取り方・見方

　頭痛はありふれた症状であるため，緊急性を見極めることが大切になります．特に二次性頭痛は治療の遅れが致命的になる場合があるため，見落とさないように注意します．

　頭痛の程度（0〜10で評価など）や部位（全体，片側性，後頸部，眼周囲など），発症様式など頭痛自体の問診も重要ですが，発熱や意識障害，神経症状などの随伴症状を観察することも重要です．そのほか，環境要因や既往歴なども診断には役立ちます．

押さえておくべき特徴的事項

　"突然の激しい頭痛"は，くも膜下出血に注意します．よく分からない頭痛であっ

表5 OPQRST：問診のポイント

	問診の項目	ポイント	症状と疾患
O	On set （発症様式）	頭痛はいつからか？ どのような時に起きたか？	頭痛発症の時間を覚えている（テレビを見ていて・突然に）→**くも膜下出血**
P	Palliative／ Provocative factor （誘因／増悪・寛解因子）	姿勢や運動で変化はあるか？	項部硬直→**髄膜刺激徴候** 入浴や飲酒で増悪，安静で改善→**片頭痛** 緊張が原因，入浴や運動で改善 →**緊張性頭痛**
Q	Quality／quantity （症状の性質）	どのような痛みか？	拍動性→側頭動脈炎・片頭痛
R	Region／radiation／ related symptom （場所・放散の有無／関連症状）	頭のどこが痛むか？ その他に症状はあるか？	後頭部〜頸部→小脳出血・椎骨動脈解離・緊張性頭痛 一側のこめかみ→**側頭動脈炎** 眼の奥→**下垂体卒中・急性緑内障発作** 意識障害・麻痺・けいれんなど神経症状 →**脳卒中** 眼症状（視力低下・目の充血など） →**急性緑内障発作** 発熱＋項部硬直→**髄膜炎・脳炎** 発熱＋鼻汁・咽頭痛→**感冒性頭痛**
S	Severity（強さ）	どのくらいの痛みか？	今までに経験したことのない・バットで殴られたような→**くも膜下出血**
T	Temporal characteristics （時間経過・日内変動）	どのくらい痛みが続くか？ 痛みは変化するか？	慢性的な頭痛→**一次性頭痛** 朝に増強する→**脳腫瘍**

谷川阿紀：③頭痛 この頭痛は，頭蓋内圧亢進症状の現れ？ どのくらい危険なの？，エキスパートナース，Vol.32，No.6，P.27，2016.を参考に筆者作成

ても，まずくも膜下出血を疑います。頭痛が軽くても神経症状（意識障害，髄膜刺激症状，麻痺など）を伴う頭痛には要注意です。

上手な声かけと問診のコツ

"痛み"についての系統的な質問（問診）は"OPQRST"で考え，アセスメントします（表5）。

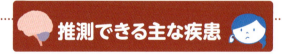

慢性頭痛の大半は"一次性頭痛"（表6）で，片頭痛でなければ緊張性頭痛と考えます。

群発頭痛は珍しいタイプの頭痛です。

慢性頭痛の大半に緊急性はありませんが，その中にも重大疾患が隠れているため，見逃さないことが大切です。「頭痛持ちだから」と軽視するのは要注意で，頭痛持ちであったとしても，本当にいつもと変わらないか，随伴症状はないかと疑うことが必要になります。

表6　代表的な一次性頭痛

	片頭痛	緊張性頭痛	群発頭痛
疫学	有病率：6～8％/年 20～40歳 男女比＝1：4	有病率：22％/年 全年齢 男女比＝1：2	有病率：0.1～0.4％/年 20～40歳の発症 男女比＝3～7：1
誘発因子	チョコレート，チーズ アルコール，ストレス	ストレス 長時間同じ姿勢	アルコール，喫煙 ニトログリセリン　ヒスタミン
部位	片側：60～70％ 両側：30％	両側	片側 眼周囲や前頭／側頭部
発作パターン (持続時間／頻度)	持続は4～72時間 頻度は数回/週～数回/年	持続 頻度はまちまち	持続は15分～3時間 1回/数日
特徴	急速発症　拍動性 中等度～重度の強さ 動作で増悪	緩徐発症　圧迫感　絞扼感 軽度～中等度の強さ 動作で悪化しない	急速発症 持続的で非常に強い
患者の様子	暗所，静寂を好む	活動は続けられる	興奮，落ち着きがない
随伴症状	前兆（閃輝暗点） 吐き気・嘔吐 光過敏・音過敏	なし	頭痛と同側の自律神経症状 （結膜充血，流涙，鼻閉，鼻汁，眼瞼浮腫） ホルネル徴候（縮瞳，眼瞼下垂）

　片頭痛は特徴が際立っており，拍動性，持続時間が4～72時間，片側性，吐き気，日常生活に支障があるなどのうち2つ以下では否定的で，4つ以上で可能性が高いという特徴があります。

　二次性頭痛の代表的なものとして，**脳卒中（P.147）**や**椎骨動脈解離**など血管性のものや頭蓋内病変である**脳腫瘍**や頭蓋内圧亢進症状を呈するもの，**髄膜炎**や**脳炎**など感染性なもの など緊急を要するものがあります。そのほかにも，頭蓋外病変として**緑内障**や**副鼻腔炎**，**帯状疱疹**など環境要因や薬剤性など多岐にわたるため，注意深く観察することが大切です。

めまい

　人は，①末梢受容器（視覚，前庭，体性感覚）からの情報を，②中枢（脳幹，小脳）で統括して，効果器に伝達することで身体の平衡，姿勢の保持，円滑な運動を行っています。めまいは身体の位置や向き，動きに関する錯覚の一種で，①，②のいずれかが障害されてもめまいは生じます。

身体所見の取り方・見方

　患者のめまいという表現にはさまざまな状態が含まれており，本当は何を意味する

のか聞くことが鑑別には大切になります。失神や歩行障害も"めまい"と表現されることがあります。

【めまいの性状】
- 「回転するような感じがする」「ぐるぐる回る」（vertigo）→回転性めまい
- 「体がふらつく」「船に乗った感じ」（dizziness）→非回転性めまい（浮動性）
- 「血の気が引く」「立ちくらみがする」（presyncope／faintness）
- 「目の前が暗くなる」（black-out）→失神性めまい

【持続時間】
- 数十秒→良性発作性頭位めまい症（benign paroxysmal positional vertigo：BPPV）
- 数分→椎骨脳底動脈不全，一過性脳虚血発作
- 30分～数時間→メニエール病
- 数日→前庭神経炎，突発性難聴，中枢性めまい

【頻度と経過】
- 単発性→突発性難聴，前庭神経炎
- 反復性→BPPV（頭位・体位変換で発作），メニエール病

【随伴症状】

蝸牛症状の有無
蝸牛症状あり→メニエール病，聴神経腫瘍
蝸牛症状なし→BPPV，前庭神経炎，中枢性めまい

- 頭痛の有無
頭痛を伴う時は要注意で，脳卒中を強く疑います。

- 吐き気・嘔吐の有無
めまいに吐き気を伴うことが多いので，長く続く場合は要注意です。

【増悪・寛解因子】
末梢性めまいでは頭位・体位変換で発作が現れます。安静・頭位固定でも症状の軽快がない時は注意が必要です。

【その他】

基礎疾患
高血圧，糖尿病，脂質異常症，心疾患，不整脈
パーキンソン病・症候群，外傷

表7　末梢性めまいと中枢性めまいの差異

	末梢性	中枢性
発症・経過	急性発症 単発または反復性	急性発症 または慢性発症
誘因	頭位変換 髄液圧・中耳腔圧上昇	時に頸部捻転
背景疾患	特になし	血管危険因子
めまいの性状	回転性＞浮動性	回転性＜浮動性
めまいの強さ	強い	軽いことが多い
めまいの持続	短い＞長い 長くても数日	短い＜長い しばしば数日以上
眼振	一方向性 水平（回旋混合性）	注視方向性 垂直性　回転性
蝸牛症状 （難聴・耳鳴など）	伴うことが多い	伴うことは稀
中枢神経症状	なし	あり （頭痛，脳神経症状，運動失調など）
吐き気・嘔吐	ある （時に強い）	ないか軽いことが多い

※参考にはなるがこれで鑑別しきれない。

服薬状況

降圧薬，血糖降下薬

睡眠導入薬，向精神薬

抗生物質（アミノグリコシド系やミノマイシン®はめまいの原因になり得る）

 ## 押さえておくべき特徴的事項

めまいの原因は多岐にわたり，多くの場合，良好な経過をたどる末梢性めまいです。そのため，中枢性めまいでないかチェックすることが重要です（**表7**）。

 ## 上手な声かけと問診のコツ

まずは循環不全による症状がないか以下の項目をチェックします。

- **バイタルサイン**：高／低血圧，血圧左右差，徐脈／頻脈など
- **身体所見**：顔色，眼瞼結膜，皮膚温／色，冷汗，血管雑音，頸静脈怒張，浮腫など
- **心電図**：不整脈や急性冠症候群の有無など
- **血液検査・血糖測定**

次に，①，②より中枢性めまいかチェックします。中枢性めまいが疑われたら頭部CTを実施します。

表8 めまいを来す疾患

めまいの種類		主な原因疾患		障害部位
前庭性めまい	末梢性	・良性発作性頭位めまい症 ・メニエール病 ・前庭神経炎	・めまいを伴う突発性難聴 ・薬物中毒 ・内耳炎　　　など	内耳 前庭神経
	中枢性	・脳幹・小脳梗塞・出血 ・脳腫瘍 ・椎骨脳底動脈循環不全	・脳炎 ・多発性硬化症 ・脊髄小脳変性症　など	前庭神経核 脳幹 小脳
非前庭性めまい		・心疾患 ・不整脈 ・起立性低血圧 ・貧血	・眼科的疾患 ・内分泌代謝障害 ・心因性めまい ・うつ病　　　　など	上記以外の部位

①神経所見

・運動・知覚障害：片麻痺・交代性麻痺・ホルネル徴候（瞳孔不同，眼裂狭小，発汗低下）など
・構音障害：酔っぱらったような，とぎれとぎれ，不明瞭（断綴性言語）
・失調・変換運動障害：指鼻指試験，膝踵試験，手回内回外試験
・起立・歩行障害

②眼球運動障害・眼振

・垂直性眼振，方向の変化する眼振は要注意

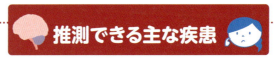

推測できる主な疾患

　めまいは原因により，末梢性，中枢性，心因性，その他に分類されます。末梢性めまいでは，典型的な**良性発作性頭位めまい症**（benign paroxysmal positional vertigo：BPPV）かをチェックします。BPPVであれば，画像検査などを省略して対症療法でよくなることがあります（表8）。

けいれん

　けいれんとは，神経細胞が異常興奮により随意筋である骨格筋が，全身あるいは部分的に，発作的・不随意的に連続して収縮する状態です。

　けいれんとてんかんは臨床で同義語として用いられますが，けいれんは症状で，てんかんは病名です。

表9　けいれんの発作型

部分発作	大脳半球の限局した部分に異常興奮が生じ，身体の一部のみにけいれんを生じるもの 通常，意識障害は保たれる		
全般発作	異常電気活動が両側大脳半球に生じ，意識障害と四肢のけいれんを伴う全身性で対称性のけいれん	硬直性発作	筋肉が硬直して硬くなる 後弓反射　瞳孔異常　呼吸停止（チアノーゼ）
		間代性発作	筋肉が収縮・弛緩を繰り返す 意識消失　失禁
		硬直間代性発作	硬直性発作の後に間代性発作が見られる
Jackson発作	一部分に発生した異常興奮が順序立てて，周囲の大脳皮質に波及して，部分発作から全般発作へ移行する		

　てんかんとは，慢性の脳の病気で大脳の神経細胞が過剰に興奮するために脳の症状（発作）が反復性（2回以上）に起こるものです。発作は突然に起こり，普通とは異なる身体症状や意識，運動および感覚の変化が生じます。明らかなけいれんがあれば，てんかんの可能性は高くなります。てんかんは，意識障害や失神，性格変化や記憶障害，自動症（無意識のうちにさまざまな動作を行ってしまう症状）など，けいれんを伴わないものも存在します。

 ## 身体所見の取り方・見方

　けいれんは脳疾患と考えがちですが，脳実質の障害とは限らず，脳血流障害や低酸素などさまざまな原因で起こり得ます。原因不明なことや発症から消失までの一部始終を観察することが不可能なことも多いですが，原因診断のためには次のような詳細な病歴聴取と観察が重要です。

- 発作型（表9）
- 時間・経過
- 神経学的異常所見
  - 意識状態
  - 眼球（偏位・上転の有無）
    →脳出血では眼球は病巣と同側に偏位し，けいれんでは病巣と反対側に偏位する。
  - 麻痺
    →Todd麻痺：けいれんによる一時的な脳の血流低下による神経活動の低下で一過性の麻痺が生じる。
- 舌咬傷・失禁　　・外傷の有無
- 前駆症状（めまい，しびれ，知覚異常など）

・既往歴・服薬歴・家族歴

外来では，トライエージを用いて薬毒物の緊急測定を行います。

押さえておくべき特徴的事項

けいれんは重積状態になると止めることが難しく，神経学的に重篤になるため，重積状態（低酸素脳症）にならないよう速やかにけいれんを止めることが大切です。けいれん重積とは，けいれんが30分以上続くもの，あるいは意識が回復することなく2回以上の全身けいれんを繰り返すものです。けいれんが止まらない場合，補助換気や人工呼吸器管理により鎮静をかける必要があり，その準備が必要です。

【けいれんを発見したら】まず止めることを最優先にします。けいれんを発見すると，劇的な症状に慌ててしまいがちですが，落ち着いて応援を呼び，ABC確保と安全の確保をします。

応援を呼ぶ

救命カート，心電図モニター，酸素（バッグバルブマスク，ジャクソンリース）を準備します。

ABCの観察と確保

心電図モニター，SpO_2モニターの装着，バイタルサイン測定などを行い，低酸素や不整脈などをチェックします。必要時は気道確保や酸素投与など呼吸補助をします。咬舌や嘔吐による窒息にも注意して処置をします。

安全確保

外傷や転落を防ぐよう，ベッド周囲の環境にも注意します。

けいれんを止める

点滴ルートがあるかチェックします。点滴ルートは鎮痙や再発予防，重積治療のために必要になります。点滴ルートの確保と同時に採血・血糖測定など（抗けいれん薬内服中なら血中濃度も），医師の指示を確認します。

けいれんを停止させる第一選択薬はジアゼパム（ホリゾン®，セルシン®）であり，筋肉注射も可能なため，点滴ルートがなくても慌てないことが必要です。

上手な声かけと問診のコツ

問診では病歴聴取や家族歴など詳細な聴取が原因の鑑別に役立ちます。意識障害が

表10 "けいれん"の原因「けいれんは時間 (TIME) が勝負」

T (Toxic／Trauma／Tumor)	薬剤・外傷・腫瘍	薬物中毒／離脱, アルコール離脱, 外傷, 脳腫瘍
I (Infection／Infarction)	感染・梗塞	髄膜炎, 脳炎, 脳腫瘍
M (Metabolic)	代謝・電解質	尿毒症, 高／低血糖, 肝不全, 熱中症 電解質異常（高／低Na血症, 低Ca血症, 低Mg血症）
E (etc.)	その他	ヒステリー, 過換気 など

ある場合は本人からの聴取が難しいため，家族や目撃者から情報を得ることも大切になります。

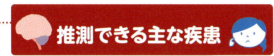
推測できる主な疾患

けいれんは，脳の器質的な障害，特に大脳皮質の障害により発生する頻度が高くなりますが，肝不全や腎不全，電解質異常や代謝異常などの全身疾患の二次的障害として発生します（表10）。

麻痺

麻痺とは一般的に神経障害により生じた症状を指し，運動障害と感覚障害に分けられます。

 ## 身体所見の取り方・見方

麻痺は障害された部位の働きが消失，減弱して症状を呈するため，中枢神経から末梢神経，筋肉の働きを解剖学的に理解することが病態の把握には必須です。麻痺では，左右差がないか観察することが基本となります。運動障害では，眼球運動や顔の動き（開閉眼，口角下垂，非対称な皺など），挺舌，発声（失語・構語障害），四肢の動きを観察します。感覚障害では表在感覚（温痛覚，圧触覚など）や深部感覚を観察します。歩き方や姿勢も重要な所見となります。

【中枢神経の働き（一部）】

大脳

大脳半球は中心溝や頭頂後頭溝，シルビウス裂などの溝により，前頭葉・頭頂葉・側頭葉・後頭葉に分けられます。大脳の部位による主な働きを**表11**に示します。

表11　大脳の働き

葉	代表的な部位	主な働き
前頭葉	前頭連合野	精神活動
	ブローカ野	運動性失語
	一次運動野	随意運動
頭頂葉	一次体性感覚野	体性感覚
	体性感覚連合野	感覚情報の統合と認知
	縁上回	感覚・視覚情報による物体の認識
	角回	読み，書き，計算など一連の行為に関係
側頭葉	聴覚野	聴覚
	ウェルニッケ野	感覚性失語
	側頭連合野	視覚性認知
後頭葉	視覚野	視覚

表12　脳幹の働き

線維束	伝導路	感覚神経線維の束 運動神経線維の束
	小脳脚	小脳に出入りする神経の束
神経核	脳神経核	脳神経（Ⅲ-Ⅻ）の神経細胞体の集まり
	その他の神経核	赤核やオリーブ核など
脳幹毛様体		脳幹の中心部に位置する神経細胞と連絡線維の混在部分 意識水準の調節や生命維持などの機能
自律神経反射の中枢		呼吸・循環・対光反射・嚥下・嘔吐など生命維持に不可欠な内臓機能の中枢

大脳基底核（尾状核，被殻，淡蒼球，視床下核，黒質）

　小脳と共に錐体路の運動を調節し，スムーズな運動を可能にします（錐体外路）。被殻と尾状核は，内包の繊維束により隔てられており，内包後脚には運動神経線維の束が通過します。

間脳（視床上部，視床，視床下部，下垂体）

　感覚情報を集める中継核である視床や自律神経系・内分泌系の中枢である視床下部が存在します。

脳幹（中脳，橋，延髄）

　生命維持に不可欠な自律神経の中枢であり，意識を司る脳幹網様体賦活系と脳神経核が存在します（**表12**）。

　脳神経は左右12対存在し，第Ⅰ脳神経（嗅神経）と第Ⅱ脳神経（視神経）は直接大脳に入ります。第Ⅲ～Ⅹ・Ⅻ脳神経は脳幹に神経核を有し，第Ⅺ脳神経は高位頸髄から出る脊髄神経ですが，頭蓋内を走行するため脳神経に数えられます（**表13**）。

小脳

　四肢・体幹の動きの調節や，平衡・眼球運動の調節にかかわります（錐体外路）。虫部，傍虫部，半球に分かれ，体部位局在性があり，主に虫部が体幹，傍虫部から半球が四肢の領域を同側性に対応しています。

運動神経線維（遠心性線維）と感覚神経線維（求心性線維）

　運動神経の伝達は，大脳の一次運動野から上位運動ニューロンが内包後脚を通り，

表13　脳神経の働き

	脳神経	機能	神経核
Ⅰ	嗅神経	嗅覚	大脳
Ⅱ	視神経	視覚（視力・視野）	大脳
Ⅲ	動眼神経	眼球運動（外側・内下方以外），眼瞼挙上 縮瞳，対光反射，輻輳反射	中脳
Ⅳ	滑車神経	眼球運動（内下方）	中脳
Ⅴ	三叉神経	顔面の感覚，舌前2/3の温痛触覚 咀嚼筋運動	橋
Ⅵ	外転神経	眼球運動（外側）	橋
Ⅶ	顔面神経	表情筋の運動 舌前2/3の味覚，外耳・鼓膜などの温痛覚 涙腺・鼻腺・顎下腺・舌下腺からの涙・鼻汁・唾液分泌	橋
Ⅷ	聴神経	聴覚（蝸牛神経） 平衡感覚（前庭神経）	橋
Ⅸ	舌咽神経	咽頭の挙上運動 舌後1/3の味覚，舌後1/3・咽頭・耳の温痛触覚 唾液の分泌	延髄
Ⅹ	迷走神経	咽頭・喉頭の運動 咽頭の感覚，胸腹部臓器の内臓感覚 胸腹部臓器の運動・分泌調節	延髄
Ⅺ	副神経	頭を対側に向ける（胸鎖乳突筋），肩の挙上（僧帽筋）	延髄
Ⅻ	舌下神経	舌の運動	延髄

延髄で錐体交叉し，対側の脊髄を下行して脊髄前角で下位運動ニューロンとなり，四肢につながります。この一連の経路を錐体路と言い，上位ニューロンの障害を"中枢性麻痺"，下位ニューロンの障害を"末梢性麻痺"と言います。錐体交叉するため，大脳の障害は反対側の麻痺として現れます（図1）。

感覚には温痛覚や触圧覚，深部感覚，特殊感覚などがあります。感覚神経の伝達は運動神経とは逆に，末梢からの刺激を一次体性ニューロンが脊髄後角に入り，延髄や脊髄で交叉し対側の二次体性ニューロンに代わります。その後，視床で三次体性ニューロンとなり，大脳の一次体性感覚野に伝わります（図2）。

【運動麻痺の種類】

・単麻痺：上下肢のうち一肢だけの麻痺

・片麻痺：身体片側の上下肢の麻痺

・対麻痺：両側下肢の麻痺

・四肢麻痺：上下肢両側性の麻痺

図1 運動神経と障害

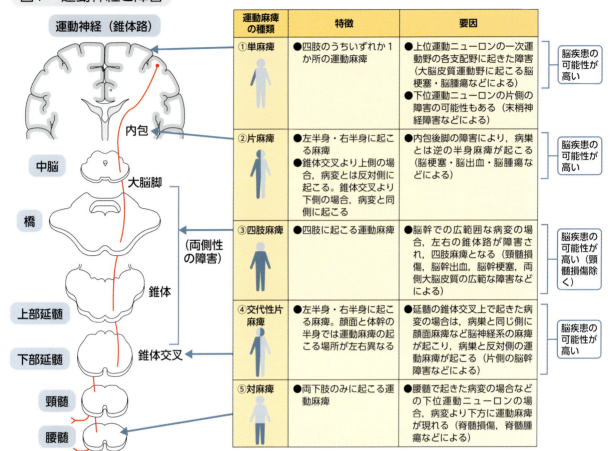

櫻木千恵子：⑦運動障害（運動麻痺）手足の動きが悪い。これってやはり麻痺なの？, エキスパートナース, Vol.32, No.6, P.56, 2016.

押さえておくべき特徴的事項

麻痺の出現には，発症様式と解剖学的検索から病態を推定します。特に，突発性発症（箸を持とうとして，トイレから立つ時など）では血管病変（脳卒中）を疑います。脳卒中かチェックする方法に"FAST"があります（**表14**）。

上手な声かけと問診のコツ

麻痺は意識障害を伴うこともあり，刺激に対する反応や病的反射の観察など医療者の積極的な介入が必要です。しかし，診察に集中しすぎて，医療者主体で検査を進めがちになるため，説明しながら診察を行うよう配慮することが大切です。

軽微な麻痺は見落としがちになるため，適切に観察する方法としてバレー（Barre）徴候やミンガツィーニ（Mingazzini）試験などがあります（**図3**）。構語障害のみで発症する脳卒中もあるため注意が必要です。

図2　感覚神経と障害

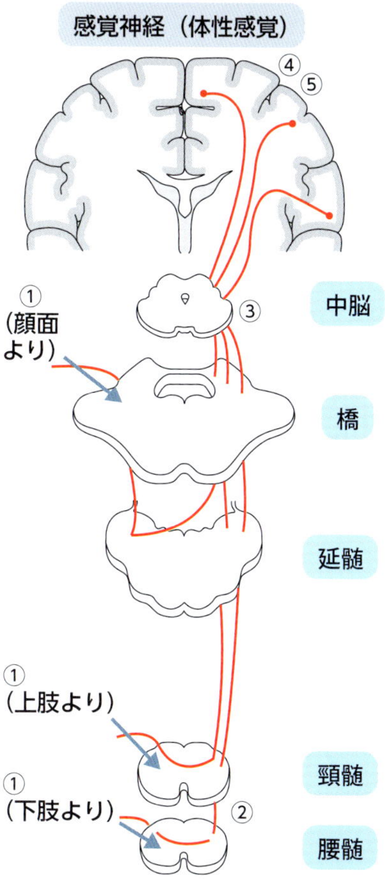

感覚神経（体性感覚）

① （顔面より）
②
③ 中脳
　 橋
　 延髄
① （上肢より）
① （下肢より）
② 頸髄
　 腰髄
④ ⑤

感覚障害の種類	特徴	要因	
①末梢神経障害, 神経根障害 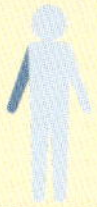	●いずれか限局された感覚麻痺（特定の部位以下の） ●デルマトーム（神経入力に対応した皮膚の分布図）が参考になる	●顔面, 筋肉, 皮膚などの一次ニューロンの支配野の障害（単神経障害, 神経叢の障害などによる）	
②脊髄障害 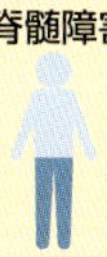	●障害された脊髄以下の全感覚麻痺	●脊髄視床路の障害（脊髄損傷などによる）	
③脳幹障害 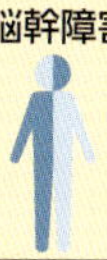	●障害側の顔面感覚障害 ●対側の頸部以下の感覚障害	●橋などの脳幹の障害（ワレンベルグ症候群などによる）	脳疾患の可能性が高い
④大脳・視床障害 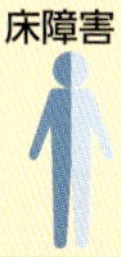	●対側半身の感覚障害	●大脳の障害（脳梗塞・脳出血・脳腫瘍などによる） ●視床の障害（視床出血などによる）	
⑤大脳中心後回に限局した障害 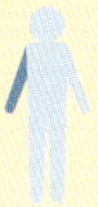	●知覚の局在に限局した感覚障害	●一次体性感覚野に限局した障害	

脳神経

櫻木千恵子：⑧感覚障害 靴が脱げていても気づかないのは, なぜ？, エキスパートナース, Vol.32, No.6, P.61, 2016.

表14　FAST

F : Face	顔のゆがみ	歯を見せてもらう, あるいは笑ってもらう	口角下垂, 鼻唇溝（豊齢線）の平坦化など顔面の左右で違いがある
A : Arm	片腕の下垂	両腕を前に突き出してもらう	片腕の下垂は認められる
S : Speech	言語不明瞭 構音・呂律障害	簡単な例文を繰り返し話してもらう	呂律が回っていない　言語が不明瞭
T : Time	時間	発症時間をチェックする	話ができないか, こちらの話が理解できない

※顔のゆがみ, 片腕の下垂, 言語障害の1つでも障害があれば, 脳卒中の可能性は72％で, 3つともあれば脳卒中の確率は85％

図3 バレー徴候とミンガツィーニ試験

バレー徴候陽性

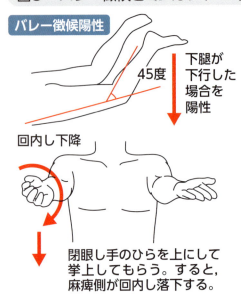

45度
下腿が下行した場合を陽性
回内し下降
閉眼し手のひらを上にして挙上してもらう。すると、麻痺側が回内し落下する。

ミンガツィーニ徴候陽性

仰臥位で股関節を90度くらい屈曲し、下腿をベッドと水平になる状態で維持してもらう。下腿が下降した場合は陽性。

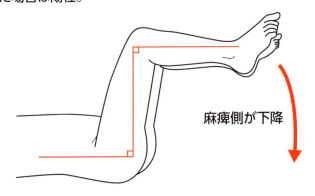

麻痺側が下降

 推測できる主な疾患

　麻痺は神経障害であり、特に**脳卒中（P.147）**は見落としてはならない重要な疾患で緊急な処置を要します。しかし、**低血糖**や**電解質異常**、**ビタミン欠乏**などによる麻痺（低血糖性麻痺や周期性四肢麻痺、ウェルニッケ〈Wernicke〉脳症）も存在するため、患者の病歴を考えアセスメントすることも大切です。

推測できる主な疾患

脳卒中（脳血管障害）

　脳卒中とは，血管が破綻や閉塞することにより，突然，神経症状を呈した状態の総称です。脳血管障害とほぼ同義語として使用され，血管の破綻による出血性疾患と，狭窄や閉塞による虚血性疾患に分けられます。そのため，脳卒中の理解には脳血管や灌流領域の理解が必須となります。出血性疾患の中には脳内出血，くも膜下出血があり，虚血性疾患には脳梗塞などがあります。

脳動脈

　脳動脈は前方循環である内頸動脈系と，後方循環である椎骨・脳底動脈系に分かれます。脳底部では内頸動脈と椎骨・脳底動脈が互いに交通しウィリス（Willis）動脈輪（内頸動脈—前大脳動脈—前交通動脈—後交通動脈—後大脳動脈）を形成します。また，細動脈には脳表面を灌流する皮質枝と，脳底部から脳実質に入り込み，脳深部を灌流する穿通枝があります（図4）。

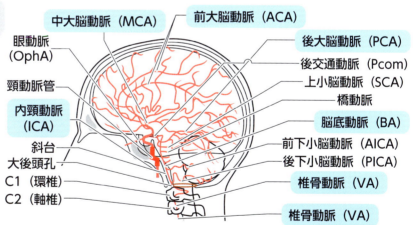

図4　脳動脈と灌流領域

	動脈名	灌流領域
内頸動脈系	前大脳動脈（ACA）	・後頭葉以外の大脳半球内側面（前頭葉，頭頂葉の一部）
	中大脳動脈（MCA）	・後頭葉以外の大脳半球外側面（側頭葉，前頭葉，頭頂葉の一部）
	分枝　レンズ核線条体静脈	・淡蒼球 ┐レンズ核 ・被殻　 ┘ ・内包膝，前脚
	前脈絡叢動脈	・外側膝状体 ・内包後脚 ・扁桃体

	動脈名		灌流領域
椎骨・脳底動脈系	後大脳動脈（PCA）		・大脳半球下面（後頭葉，側頭葉の一部）
	分枝	視床穿通動脈など	・視床 ・中脳　など
	脳底動脈（BA）		・脳幹
	分枝	上小脳動脈	・中脳・橋の一部　・小脳上面
		前下小脳動脈	・延髄外側部　・小脳下面
		後下小脳動脈	

表15　適切な飲酒量

お酒の種類	アルコール濃度	1日の飲酒量	
ビール	5%	400mL	中瓶1本
日本酒	10〜20%	100〜200mL	1合
ウィスキー	40〜50%	40〜50mL	ダブル1杯
ワイン	10〜15%	130〜200mL	グラス1杯
焼酎	15〜25%	110mL	0.6合
缶チューハイ	3〜5%	500mL	1.5缶

脳卒中の危険因子

　脳卒中は，高血圧や糖尿病，脂質異常症，心房細動の基礎疾患が危険因子となります。その中でも高血圧は脳卒中（特に脳出血，脳梗塞）の最大の危険因子であり，高血圧の是正が脳卒中発症の予防に大きく関与します。特に高齢者や糖尿病患者には，厳格な血圧コントロールが強く勧められます。喫煙や過度の飲酒，肥満，運動不足といった生活習慣は，脳卒中の危険因子となります。禁煙（受動喫煙の予防も）に努め，過度の飲酒（エタノール450ｇ/週以上）を避けるよう保健指導していくことは重要になります。アルコール摂取量は1日20mL程度が適量とされています（**表15**）。アルコール自体は過度の飲酒（400mL/週以上）でない限り問題になりませんが，飲酒により，高カロリー，高塩分の食事摂取，喫煙と結びつきやすいため注意が必要です。高血圧，高脂血症，糖尿病がコントロールされていない場合は禁酒が望ましいです。

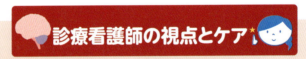

脳卒中の初期診療と急性期管理

　脳卒中とひとくちに言っても，急性期から慢性期まで，重度の神経障害を伴うものから無症候性のものまでと多彩な病態を呈します。脳卒中が疑われる患者には，より速やかな対応が予後を左右することが多いため，医療チーム間で目的志向的に協働して対応していく必要があります。

【呼吸管理】脳卒中患者において低酸素血症は頭蓋内圧が亢進し，神経症状をさらに悪化させる危険性があります。特に意識障害患者では吐物や舌根沈下により，低酸素血症に陥り，さらに意識状態が悪くなるという悪循環に陥ります。そのため，気管挿管が必要な場合もあり，必要物品や吸引処置などが素早く行えるよう準備する必要があります。しかし，軽症から中等症の脳卒中患者にお

いてルーチンで酸素投与は勧められておらず，SpO$_2$≧94％以上を保つことが勧められています。

【循環管理】 脳卒中急性期において，血圧は頭蓋内圧の亢進により上昇する傾向にあり，血圧が低下する場合，ほかにショックを呈する病態が合併していると考えられます。ショックは決して許容されるものではなく，循環動態を安定させた後に検査を進めるようにしなければなりません。

高血圧に関しては，出血性疾患では出血の拡大防止，動脈瘤の再破裂の予防のため降圧することが望ましいです。虚血性疾患においても過度の高血圧（220／130mmHg以上）やrt-PA静注療法適応例では血圧の是正（rt-PA投与前：185／110mmHg以下）が必要であり，薬剤が適切に投与できるよう準備・管理する必要があります。

【栄養管理】 脳卒中患者では，意識障害や麻痺（嚥下障害）などにより経口摂取が困難な場合も多く，すべての患者において栄養状態や栄養摂取方法を評価する必要があります。低栄養は褥瘡や感染などの危険性を増加させ，高血糖は感染の危険性や血管病変の危険因子にもなります。そのため，発症早期より適切な栄養摂取ができるよう努め，廃用の予防や合併症を回避することが重要になります。特に脳卒中患者では，経鼻胃管を選択する場面も多く存在し，自己抜去による誤嚥の防止など安全な管理も重要になります。

そのほか，侵襲や抗凝固療法により消化管出血を伴ったり，経管栄養，抗菌薬使用などにより下痢や腸炎などを伴ったりすることもあります。消化器症状や水分出納にも注意深い観察が必要です。

【体位】 低酸素血症では横隔膜の可動性を上げるため，気道閉塞や誤嚥がある場合は気道の確保，頭蓋内圧亢進患者では脳圧を下げるため15～30°の頭位挙上を考慮します。人工呼吸器患者においても人工呼吸関連肺炎（ventilator-associated pneumonia：VAP）予防のため30°以上の頭位挙上が勧められます。また，頸部の過度の後屈や前屈は，脳灌流を阻害し頭蓋内圧を亢進させる危険性があり注意が必要です。

重度の意識障害や麻痺のある患者では自己での体動が制限されるため，医療者による体位の調整が必要であり，肺炎や褥瘡，廃用の予防のためにも体位変換，早期離床を支援しなければなりません。マンパワーを必要としますが理学

療法士などと連携し，"寝かせきり"を予防する工夫が必要です。

【発熱，感染】脳卒中ではさまざまな原因で発熱を起こします。誤嚥性肺炎や尿路感染症，各種カテーテルに関連した感染や薬剤熱などがあり，脳障害自体も発熱の原因となり得ます。そして，脳卒中急性期における中枢性高熱は，予後不良因子とされています。解熱剤投与により体温低下を考慮してもよいですが，まずはその発熱が何によって引き起こされているのか（呼吸音や痰の性状，尿の性状や各種ドレナージの排液など）観察し，アセスメントすることが重要です。

【リハビリテーション】リハビリテーションは発症直後から回復期に向けて一貫した流れで行うことが重要です。そのため，看護師間や病棟間において情報伝達が重要であるのは当然ですが，医師，理学療法士，作業療法士，言語聴覚士など多職種と連携し，評価・実施していくことが大切です。

【精神症状】脳卒中後には高率にうつ症状を呈し，ADLに大きく影響します。うつ症状には薬物治療が中心となりますが，積極的に発見できるよう努めることが重要です。

【家族援助】脳梗塞が寝たきりの原因の第1位であるように，脳卒中患者は家族の支援が必要な場合が多く存在します。医療者は急性期から家族との関係を築き，家族の精神的援助と同時に家族構成やその関係などをアセスメントします。そして，家族を含め，患者自身が自立できるよう支援することを始めていく必要があります。

脳内出血

脳内出血は脳実質内に出血を来した病態です。通常は動脈の破綻により生じ，出血部位により特徴的な神経症状を呈します。好発部位は被殻，視床，皮質下，脳幹，小脳です。脳内出血の原因の80％以上は高血圧性が占めます。

〈症状〉

脳内出血は日中活動時に突然発症することが多く，脳内の血腫の増大により頭蓋内圧亢進症状を呈します。出血部位により，麻痺や眼球，瞳孔所見など特異的な神経所見

が認められます。頭蓋内圧の亢進は進行すると脳ヘルニアとなり予後不良となります。

【出血部位と特異的な神経所見】

被殻出血：被殻より内包へ進展すると，片麻痺，意識障害が生じます。眼球所見としては病側への共同偏視がしばしば認められます。

視床出血：視床のみであれば意識障害，対側の感覚障害が主体となります。内包へ進展すると片麻痺が生じます。内下方への縮瞳する眼球運動を特徴とし，内側へ進展して脳室内穿破を来します。

皮質下出血：皮質下出血では病巣により，失語や半盲など巣症状を呈します。けいれんの症状が比較的多く認められ，非高血圧性も多く，血管奇形や高齢者ではアミロイドアンギオパチーが原因のことが多いです。

脳幹出血：急速に意識障害，四肢麻痺を呈することが多く，重篤な出血となります。瞳孔は正中位固定し，著しい縮瞳が特徴的な所見です。

小脳出血：頭痛（後頭部痛），めまい，嘔吐で発症し，嘔吐は反復性に認められます。脳幹への圧迫により，意識障害や呼吸障害が急速に進行します。

【頭蓋内圧亢進症状】

　脳は頭蓋骨に囲まれているため，出血などで容積が増大すると内部の圧力が急激に上昇します。その時に生じる症状が頭蓋内圧亢進症状で，次のような症状を認めます。進行すると意識障害を呈します。うっ血乳頭の進行では失明することもあります。

頭痛：脳実質には痛覚はなく，脳の痛覚感受性組織（血管，神経，硬膜など）の偏位，牽引によって頭痛が引き起こされると考えられています。

吐き気・嘔吐：頭蓋内圧亢進による嘔吐は，脳幹にある嘔吐中枢が圧迫・刺激されて起こります。食事とは無関係で，消化器症状（腹痛や腹部膨満感など）を伴わないことが特徴です。

うっ血乳頭：うっ血乳頭は頭蓋内圧亢進に伴い，視神経乳頭に浮腫が生じた状態です。数日程度経過してから認めることが多く，初期には観察されないこともあります。

クッシング（Cushing）現象：急激な頭蓋内圧亢進により，末梢血管抵抗が上昇すると，脳血流を保とうとして血圧上昇が認められます。その後，血圧を一定に保とうとするために徐脈になります。この血圧上昇と徐脈が認められることをクッシング（Cushing）現象と言います。

【脳ヘルニア】

　頭蓋内圧亢進が進行すると，髄液や静脈系が内圧上昇の緩衝作用を果たしますが，破綻すると重篤な脳損傷を来し，脳実質が硬膜切痕を圧力が低い方へ押し出されると脳ヘルニアになります。

　脳ヘルニアには発生部位により，帯状回ヘルニア（大脳鎌下ヘルニア），テント切痕ヘルニア，大後頭孔ヘルニアがあります。脳ヘルニアは重篤な脳損傷を来しますが，特に脳幹に圧迫が加わると，瞳孔異常が生じ，意識障害や呼吸障害など生命に直結するため予防することが大切です。

必要な検査，検査値・画像の特徴

　脳内出血はCT，MRIの画像検査により診断されます。出血は，CTでは早期から高吸収域（白い像）として描出され，撮像時間の早さ，簡便さなどから脳出血の第一選択になります。MRIは血腫内のヘモグロビンの代謝性変化から出血時期を推定でき，T2＊強調像（T2スター）にて微小出血を検出できます。また，血管奇形やアミロイドアンギオパチーの診断にも役立ちます。

診療看護師の視点とケア

　脳出血では全身管理（「脳卒中の初期診療と急性期管理」〈P.148〉参照）と共に次の点に注意し治療，看護を行います。

【脳浮腫の抑制と血圧管理】抗浮腫薬や降圧剤により頭蓋内圧抑制や降圧を図ります。また，頭高位や頸部の屈曲・伸展による静脈灌流の悪化を防止するなど体位を整えることも重要になります。

【全身管理】意識障害も伴うことが多く，気道の確保や誤嚥の予防，二次感染の予防など合併症予防に努める必要があります。同時に栄養摂取の工夫やリハビリテーションの早期介入など廃用の予防にも努める必要があります。

【外科治療の適応】外科的治療の適応は確立したものはなく，小脳出血では脳幹圧迫による生命予後改善のために，皮質下出血では脳ヘルニアの予防のために血腫除去術が行われることがあります。被殻出血，視床出血に対しても神経内視鏡手術や定位的血腫除去術が行われることもあります。しかし，個人差や病院間での違いがあるのが現状です。

【再出血予防と保健指導】脳内出血の80％以上は高血圧性が占めます。そのため，予防には降圧療法が勧められ，禁煙や節酒など生活習慣の改善と共に生活指導が重要になります。特に高齢化，併存疾患により，抗血栓療法中の患者も多く存在するため予防が重要です。

くも膜下出血 (subarachnoid hemorrhage：SAH)

くも膜下出血とは脳の血管の破綻により，くも膜下腔へ出血が生じた病態です。原因の80％以上が脳動脈瘤の破裂で，そのほかには，脳動静脈奇形や外傷などがあります。好発年齢は40～60歳（若年者のくも膜下出血では脳動静脈奇形を疑う）で，日本では他の脳卒中と異なり女性に多いのが特徴です。発症総数に対する死亡率も4分の1～2分の1と高く，重篤な疾患です。

〈症状〉

次のような症状を呈します。
- 突然の激しい頭痛（今までに経験のない，バットで殴られたような）
  → 「ご飯を食べている時」「何時何分」と"いつ"がはっきりしていて"突然"であることが多いため「いつ」と「突然か」が聞くポイントです。
- 吐き気・嘔吐
- 意識障害
- けいれん
- 項部硬直，ケルニッヒ（Kernig）徴候陽性（発症直後は認められないこともある）

【頭蓋内圧亢進】動脈の破綻により頭蓋内圧亢進症状（P.151参照）を呈します。

【麻痺】麻痺は基本的にはありませんが，血腫を伴う場合や出血量が多く脳実質の損傷を認める場合，動脈瘤の場所（内頸動脈―後交通動脈分岐部→動眼神経麻痺）によっては麻痺を呈します。

【髄膜刺激徴候】髄膜が感染や出血により刺激された時に生じる症状で，頭痛や吐き気・嘔吐の症状を呈します。検査法を表16に示します。発症初期などは，臨床的には異常が認められないことも多くあります。jolt accentuation（ジョルトアク

表16　髄膜刺激徴候の検査

検査	項部硬直	ケルニッヒ(Kernig)徴候	ブルジンスキー(Brudzinski)徴候	neck flexion test	jolt accentuation
方法	・仰臥位の状態で頭部を前屈させる。	・仰臥位の状態で足を持ち上げる。	・仰臥位の状態で頭部を前屈させる。	・直立した状態で頭部を前屈する。	・頭部を水平に振る。
異常時の所見	・頭部を前屈させると抵抗がある。	・抵抗により膝を135°以上伸展できない。	・股関節・膝関節が自動的に屈曲する。	・屈曲時に抵抗や疼痛があり、下顎が前胸部につかない。	・頭を振ると頭痛がひどくなる。

表17　くも膜下出血の合併症と予後因子

	病態	好発時期	発症 24時間 72時間 1週間 2週間 数週間 数ヵ月
3大予後不良因子	一時的脳損傷	急性期	発症時
	再出血	急性期	24時間以内
	脳血管攣縮	亜急性期	72時間〜2週間（ピーク：8〜10日目）
	正常圧水頭症	慢性期	数週〜数ヵ月

医学情報科学研究所編：病気がみえる vol.7 脳・神経, 第1版, P.116, メディックメディア, 2011.

センチュエイション）は特異度が高く, 異常がなければ髄膜刺激徴候はないと言えます。

合併症と予後因子

くも膜下出血は病期に応じてさまざまな病態を呈します。3大予後不良因子として, 一時的脳損傷, 再出血, 脳血管攣縮があり, その予防が予後改善のために重要になります。また, 脳自体の損傷だけでなく, 交感神経の興奮により, 心機能低下や神経原性肺水腫などが起こり, くも膜下出血は心肺停止の原因にもなります（**表17**）。

【一時的脳損傷】くも膜下出血では, 動脈血がくも膜下腔に流入して頭蓋内圧が亢進します。頭蓋内圧亢進と血管の破綻により脳灌流圧が低下し, 脳は虚血状態になります。頭蓋内圧亢進（進行すると脳ヘルニア）や脳虚血状態により意識障害が生じます。出血の程度で脳損傷の程度はほぼ決まり, 意識障害の程度は重症度と相関します（**表18**）。一時的脳損傷に続いて, 脳浮腫, 急性水頭症, 脳ヘルニアなどが引

表18 SAHの重症度分類

Hunt&Kosnic分類

Grade 0	未破裂動脈瘤
Grade I	無症状か最小限の頭痛および軽度の項部硬直を見る（JCS：0～1，GCS：15）
Grade I a	急性の髄膜あるいは脳症状を見ないが，固定した神経学失調のあるもの
Grade II	中等度から高度の頭痛，項部硬直を見るが，脳神経麻痺以外の神経学失調は見られない（JCS：0～1，GCS：15）
Grade III	傾眠状態，錯乱状態，または軽度の巣症状を示すもの（JCS：2～10，GCS：13～14）
Grade IV	混迷状態で中等度から重篤な片麻痺があり，早期除脳硬直および自律神経障害を伴うこともある（JCS：20～100，GCS：7～12）
Grade V	深昏睡状態で，除脳硬直を示し，瀕死の様相を示すもの（JCS：200～300，GCS：3～6）

WFNS分類

重症度	GCS	神経脱落症状
Grade I	15	神経症状（麻痺，失語など）なし
Grade II	14～13	
Grade III	12～7	神経症状あり
Grade IV		
Grade V	6～3	

WFNS：World Federation of Neuro-logical Societies（国際脳神経外科連合）

き起こされ，頭蓋内圧のさらなる上昇，脳損傷の拡大など悪循環に陥ります。

【再出血】 再出血とは，くも膜下出血発症後，破裂動脈瘤がフィブリン塊により暫定的に自然止血されていたものが，線溶系の亢進や血圧上昇により再度出血するものです。通例では最初の出血より大きな穴が生じるため，頭蓋内病態は悪化し，致命的となります。発症24時間以内の再出血が最も多く，注意を必要とします。

【脳血管攣縮】 脳血管攣縮とは，くも膜下出血後に脳の主幹動脈に発生する持続的な血管狭窄（血管攣縮）です。くも膜下出血発症後72時間以降に出現し，5～14日でピークを迎え，2～4週間で消退します。血管の狭窄であるため，発症すると脳虚血状態となり，脳梗塞となります。したがって，亜急性期の意識障害や片麻痺では脳血管攣縮を疑い，早期の診断，治療が必要となります。

【正常圧水頭症（normal pressure hydrocephalus：NPH）】 正常圧水頭症とは成人の慢性水頭症で，くも膜下出血や頭部外傷，髄膜炎などの後に発症します。歩行障害，精神活動の低下（認知症），失禁を三徴とし，髄液圧が正常範囲にある（持続頭蓋内圧測定では頭蓋内圧亢進が認められることが多い）疾患です。治療にはシャント術が著効するため"治る認知症"とも言われています。

必要な検査，検査値・画像の特徴

くも膜下出血は画像検査にてほぼ確定診断が可能です。しかし，搬送やベッド移動，処置により少なからず侵襲が加わるため，再出血を予防するためにも愛護的に検査を

図5　くも膜下出血のCT所見

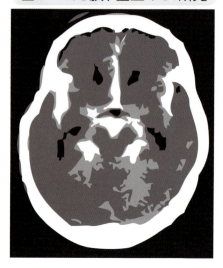
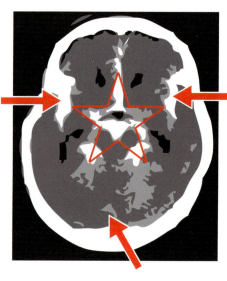

くも膜下出血は鞍上部周囲に☆（ヒトデ）型に白く高吸収域を認める（ペンタゴンサイン）

矢印のように脳の溝（脳溝：大脳半球間裂やシルビウス裂，迂回槽など）が出血により白く写ります

進めていく必要があります。十分な降圧や，必要時には鎮痛・鎮静をしっかりと行います。患者への声かけや環境整備も余分な刺激を予防するために重要となります。

【CT】くも膜下出血を疑う患者にまず施行される検査がCT検査です。CT画像にてくも膜下腔に出血が認められれば，くも膜下出血の確定診断となります。そのほか，出血や脳損傷の程度，出血の局在により破裂動脈瘤の推定などがある程度可能です。3次元CT血管造影（3D computed tomography angiography：3D-CTA）により，脳動脈瘤の診断も可能です（図5）。

【MRI】くも膜下出血が疑われても，微量な出血や時間の経過によりCTで出血が認められない，または不明なことがあります。そのため，MRIのFLAIR撮像が微量な出血の検出に有用です。また，MRAを同時に撮影することで動脈瘤の同定が可能です。

【髄液検査】CTで出血が明らかでない時に，実際に髄液を採取し性状を調べることで，くも膜下出血と診断します。しかし，頭蓋内圧亢進がないことを確認しないと脳ヘルニアの危険性があります。侵襲も高く，合併症を予防するためにも，より安全に実施することが求められます。

【脳血管造影検査（digital subtraction angiography：DSA，造影CTなど）】くも膜下出血と診断された後に，造影剤を使用し，脳動脈瘤の詳細や破裂部位を特定するために脳血管造影検査を行います。

治療

　くも膜下出血の治療は頭蓋内圧亢進，急性水頭症に対する対症療法と再出血を予防する手術的処置，脳血管攣縮の予防に要約されます。

　頭蓋内圧亢進，急性水頭症に関しては，降圧療法，脳圧降下薬の投与などがあり，外科的治療として髄液をドレナージにて体外に排出する脳槽・脳室，腰椎ドレナージなどがあります。ドレナージ術は，くも膜下出血の血腫を体外に排出することで脳血管攣縮の予防にもなります。

　再出血の予防には，開頭により動脈瘤を挟んで止血するクリッピング術（そのほかにもトラッピング術，コーティング術，ラッピング術）や，コイルにて動脈瘤を塞栓する血管内治療があります。手術は年齢や重症度を考慮しますが，早期（72時間以内）に行われることが望ましいです。

　脳血管攣縮予防には，トリプルH（循環血液量増加・人為的高血圧・血液希釈）療法，全身的薬剤投与，血腫溶解療法などがあります。

診療看護師の視点とケア

　SAHは，重症度により患者状態もさまざまですが，意識状態や疼痛により生活や治療，リハビリテーションに支障を来すことも少なくありません。全身管理（「脳卒中の初期診療と急性期管理」〈P.148〉参照）を行うと共に合併症を見逃さないよう注意が必要です。

　発症時は，何よりも再破裂の予防を最優先にします。血圧，疼痛，安静（必要時は鎮静）を厳格に行うと共に環境整備や検査，手術の準備を行います。

　亜急性期は，脳血管攣縮に注意し，神経所見の変化を見逃さないよう観察し，治療が安全に実施されるよう（感染予防や水分出納のチェック，ドレーン管理など）援助します。

　慢性期には，生活指導と共に正常圧水頭症に注意し，出現時には速やかに治療が介入できるようにします。

未破裂動脈瘤

　未破裂動脈瘤とは破裂していない状態で発見される脳動脈瘤で，破裂するとくも膜下出血となります。

〈症状〉

　未破裂動脈瘤の症状は無症状であること（無症候性）が多く，脳ドックやほかの疾患の術前スクリーニングや精査のために撮像されたMRIで偶発的に発見されることが多いです。しかし，症状を有する未破裂動脈瘤（症候性）もあり，動脈瘤が脳神経を圧迫することで症状を呈します。

【原因と発生因子】 脳動脈瘤は脳の血管にできる膨らみであり，形態的に囊状と紡錘状があります。発生原因は明らかではありませんが，一般的に脳血管分岐部に多く発生し，発見率は女性が男性に比して倍近く高く，多発性囊胞腎，家族歴のある患者，動脈硬化症のある患者で保有率が高くなります。また，脳動脈瘤保有者には，脳動脈瘤を持たない患者に比べ，高血圧，喫煙者，脳卒中の家族歴のある患者が多く認められます。

【破裂の危険性】 未破裂動脈瘤の予後を決定するのは破裂であり，破裂の危険はさまざまな因子が関与します（表19）。

表19　未破裂動脈瘤破裂の危険因子

大きさ	5〜7mm以上のもの
大きさが小さい物でも下記は破裂リスク	
部位	前交通動脈，内頸動脈—後交通動脈 脳底動脈先端部など
形状	不整形，多房性，blebを伴うもの Dome（動脈瘤の大きさ）/neck（首の長さ）比が大きい
数	複数あるもの
合併疾患・習慣	高血圧，喫煙，過度の飲酒，多発性囊胞腎など
くも膜下出血の有無	くも膜下出血を来した動脈瘤に合併
家族歴	家族にくも膜下出血の患者がいる

必要な検査，検査値・画像の特徴

未破裂動脈瘤は，脳ドックや他疾患の精査，術前スクリーニングなどのMRAや3D-CTAによって偶発的に発見されることが多いです。発見された後には治療を前提とし，形状や骨や神経との関連を詳細に精査するためDSAなどが行われます。

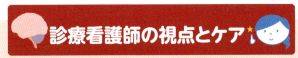

未破裂動脈瘤の治療はくも膜下出血の予防治療になります。外科的治療として開頭クリッピング術や血管内治療（コイル塞栓術）などがあります。

未破裂動脈瘤を有する患者は，心・血管リスクを有している可能性が高く，破裂の危険を回避する（高血圧治療，禁煙，節酒など）と共に，動脈硬化の予防に努める必要があります。また，診断により不安を来し，うつ症状やQOLの低下を招く危険性もあります。そのため，治療の必要性と共に破裂や治療の危険性を十分に説明する機会を持ち，正しく情報が伝えられる環境整備や精神的ケアも重要です。

未破裂動脈瘤は，切迫破裂など緊急性が高い場合でなければ入院の適応にはなりません。そのため，入院するのは手術やカテーテル治療など外科的治療を行う患者であり，治療に応じた看護が必要になります。

脳梗塞

脳梗塞とは脳動脈の狭窄，閉塞により灌流領域が虚血となり脳組織が壊死に陥る疾患です。脳梗塞は脳卒中死亡率の約6割を占め，要介護状態，寝たきりとなる原因の第1位です。脳梗塞には発症機序による分類と病型分類があり，組み合わせて診断を行います（表20，21）。

〈症状〉

脳梗塞の症状は虚血に陥った脳の障害部位に伴った症状を呈します。運動障害（片麻痺，顔面神経麻痺など）や感覚障害，構音障害，運動失調，失語・半盲などの皮質症状や意識障害などが認められます。

表20　発症機序による脳梗塞の分類

血栓性	動脈硬化による血管狭窄や不安定プラークの破綻により血管が血栓で閉塞する。
塞栓性	心臓や血管から塞栓子が遊離し，遠位部の血管が急性閉塞する。
血行力学性	近位血管に高度狭窄があり，側副血行路などにより遠位の血流が保たれている状態で，心拍出量の低下など脳血流が低下することで脳梗塞が起こる。各脳主幹動脈（前大脳動脈・中大脳動脈・後大脳動脈）の境界辺り（分水嶺）で発生しやすい。

表21　病型による脳梗塞の分類

	アテローム血栓性脳梗塞	心原性脳塞栓症	ラクナ梗塞
発生機序	塞子により詰まった血管／塞子／アテロームプラークより遊離した血栓／アテローム狭窄～閉塞	心臓由来の塞子／心房細動などによる血栓形成	穿通枝の閉塞
危険因子	・高血圧　・糖尿病 ・脂質代謝異常　・喫煙	・心疾患（非弁膜症性心房細動など）	・高血圧　・糖尿病 ・高ヘマトクリット血症
原因	脳動脈のアテローム硬化による狭窄・閉塞	心臓内血栓や塞栓子による脳動脈の閉塞	細い穿通枝の閉塞
症状・特徴	・TIAが前駆することが多い（約20～30％）。 ・安静時発症が多い。 ・急速に発症し，多くは数時間から数日にわたって階段状に症状が悪化する。 ・梗塞巣は境界領域に生じることが多い。 ・主幹動脈の狭窄，閉塞が見られる。 ・片麻痺，構音障害，失語などの皮質症状，意識障害など。	・TIAが前駆することはまれである。 ・日中活動時に突然発症する。 ・短時間で症状が完成する。 ・しばしば出血性梗塞や高度の脳浮腫を伴う。 ・広範囲で重篤化しやすく，脳梗塞の中で最も予後不良とされる。 ・主幹動脈の閉塞または再開通所見が見られる。 ・片麻痺や失語などの皮質症状や意識障害など。	・時にTIAが前駆することがある。 ・夜間睡眠中または起床時に発症することが多い。 ・症状は運動障害のみや感覚障害のみで，比較的軽い症状のことが多い。 ・1.5cm以下の小梗塞が見られる。 ・主幹動脈に有意な所見はない。

【アテローム血栓性脳梗塞】

　アテロームの好発部位は，内頸動脈起始部など血管分岐部や分岐直後です。

　アテローム血栓性脳梗塞は，血管のアテローム硬化で脳血流が一時的に低下・途絶するため，一過性脳虚血発作（transient ischemic attack：TIA）症状が40％程度に認められます。

　徐々に血管が狭窄していくため，側副血行路により発症初期の症状は軽いことがあ

ります。大きな血管が閉塞するため進行性に症状が悪化していきます（塞栓症の場合やアテローム破綻で急激に狭窄が進行する場合は，症状が急激に出現します）。「起床時に手が動かない」など安静時の発症が多く認められます。

【心原性脳塞栓症】 心原性脳塞栓症は塞栓子により，突然，脳血流が途絶するため突発的に症状を呈し，短時間で症状が完成します。側副血行路の発達も悪く，広範囲な梗塞巣となるため重篤になりやすく，3つの病型の中で最も予後不良です。

再開通と出血性梗塞

心原性脳塞栓症は，線溶の亢進などにより閉塞した血管が再開通することがあります。発症早期であれば症状の改善が認められることもありますが，虚血・壊死した脳血管・組織に血流が流入し，出血を起こすことがあります。これを出血性梗塞といいます。出血性梗塞は，脳浮腫や脳ヘルニアの増悪を来すと症状が劇的に悪化するため注意が必要です。

【ラクナ梗塞】 ラクナ梗塞は単一穿通枝の梗塞であり，運動障害（片麻痺，構語障害など）のみ，感覚障害のみと，比較的症状が軽く，無症状のこともあります。

ラクナ梗塞とは異なりますが，同じ単一の穿通枝の梗塞としてBAD（branch athermatous disease）という病型があり，好発部位はレンズ核線条体動脈（放線冠），前脈絡叢動脈（内包後脚），橋傍正中動脈（橋底部）で，ラクナ梗塞よりも梗塞範囲が広く，予後不良になります。症状として錐体路障害による進行性の運動障害を呈します。

必要な検査，検査値・画像の特徴

評価

【重症度評価】 脳卒中診療における重症度評価は極めて重要です。特に脳梗塞では血栓溶解療法（rt-PA静注療法）や血管内治療などの急性期治療が導入されているため適応判断や治療評価など重要性が高まっています。

重症度評価としてNational institutes of Health Stroke Scale（NIHSS）（0～42点，最重症40点）があります（**表22**）。

【予後評価】 予後評価としては，modified Rankin Scale（mRS）が頻用されます（**表23**）。

表22 重症度評価

項目	評価
1a. 意識水準	□0：完全覚醒　□1：簡単な刺激で覚醒 □2：繰り返し刺激，強い刺激で覚醒　□3：完全に無反応
1b. 意識障害＿質問 （今月の月名および年齢）	□0：両方正解　□1：片方正解　□2：両方不正解
1c. 意識障害＿従命 （開閉眼，「手を握る・開く」）	□0：両方正解　□1：片方正解　□2：両方不可能
2．最良の注視	□0：正常　□1：部分的注視視野　□2：完全注視麻痺
3．視野	□0：視野欠損なし　□1：部分的半盲　□2：完全半盲 □3：両側性半盲
4．顔面麻痺	□0：正常　□1：軽度の麻痺　□2：部分的麻痺　□3：完全麻痺
5．上肢の運動（右） ＊仰臥位の時は45度右上肢 □9：切断，関節癒合	□0：90度＊を10秒保持可能（下垂なし） □1：90度＊を保持できるが，10秒以内に下垂 □2：90度＊の挙上または保持ができない　□3：重力に抗して動かない □4：全く動きが見られない
上肢の運動（左） ＊仰臥位の時は45度左上肢 □9：切断，関節癒合	□0：90度＊を10秒保持可能（下垂なし） □1：90度＊を保持できるが，10秒以内に下垂 □2：90度＊の挙上または保持ができない　□3：重力に抗して動かない □4：全く動きが見られない
6．下肢の運動（右） □9：切断，関節癒合	□0：30度を5秒間保持できる（下垂なし） □1：30度を保持できるが，5秒以内に下垂 □2：重力に抗して動きが見られる　□3：重力に抗して動かない □4：全く動きが見られない
下肢の運動（左） □9：切断，関節癒合	□0：30度を5秒間保持できる（下垂なし） □1：30度を保持できるが，5秒以内に下垂 □2：重力に抗して動きが見られる　□3：重力に抗して動かない □4：全く動きが見られない
7．運動失調 □9：切断，関節癒合	□0：なし　□1：1肢　□2：2肢
8．感覚	□0：障害なし　□1：軽度から中等度　□2：重度から完全
9．最良の言語	□0：失語なし　□1：軽度から中等度　□2：重度の失語 □3：無言，全失語
10．構音障害 □9：挿管または身体的障壁	□0：正常　□1：軽度から中等度　□2：重度
11．消去現象と注意障害	□0：異常なし □1：視覚，触覚，聴覚，視空間，または自己身体に対する不注意，あるいは1つの感覚様式で2点同時刺激に対する消去現象 □2：重度の半側不注意あるいは2つ以上の感覚様式に対する半側不注意

検査

急性期脳梗塞では脳出血を除外し，早期の虚血性変化（early ischemic change：EIC）を診断することが重要です。しかし，検査により治療の開始が遅れることは避けなければなりません。そのため，各画像検査の特徴を理解しておく必要があります。

【CT】脳梗塞が疑われた場合にまず行われる画像検査がCTであり，脳の出血性疾患か虚血性疾患かを判断（脳内出血を除外）するために実施します。完成した脳梗塞

表23 予後評価

0	まったく症候がない
1	症候はあっても明らかな障害はない：通常の日常生活および活動は行える
2	軽度の障害：発症以前の活動がすべて行えるわけではないが，自分の身の回りのことは介助なしに行える
3	中等度の障害：何らかの介助を必要とするが，歩行は介助なしに行える
4	中等度から重度の障害：歩行や身体的要求には介助が必要である
5	重度の障害：寝たきり，失禁状態，常に介護と見守りを必要とする
6	死亡

Van Swieten JC, et al. Stroke 1988：19：604-7. より引用

はCT上黒く（低吸収域）描出されますが，超急性期には検出されないことが多いです（閉塞血管にもよりますが，発症6時間頃から描出され，鮮明になるのは24時間後頃と言われています）。

広範囲の脳梗塞では，EICがCT上微細な変化として描出され（early CT sign），レンズ核構造の消失，島皮質の消失，皮髄境界の不鮮明化，脳溝描出の消失，Hyperdense MCA sign，dot signなどの所見が認められます。

造影剤を使用するCT-angiographyでは，血管の閉塞部位を描出することが可能です。MRA同様，治療方針の決定や効果判定に用いられます。

【MRI】MRI（diffusion weighted image：DWI〈拡散強調画像〉）は，脳梗塞を発症早期より白く（高吸収域）描出します。高信号域として描出された部分は不可逆的脳虚血域とされています。T2＊強調画像などでは，出血性病変の検出に優れていて血管内の塞栓子や血栓も描出されることがあります。MRAでは血管の閉塞部位の描出が可能で，CT-angiographyより粗雑な画像ですが同目的に撮像されます。

【超音波検査】頸動脈エコーや心エコーなどベッドサイドで非侵襲的かつ簡便に実施することが可能で，頸動脈病変や大動脈解離の総頸動脈への解離の波及，心内血栓などの評価に用いられます。

治療

脳梗塞の急性期治療は，不可逆的脳虚血部位周囲の救済可能な領域（ペナンブラ）への血流再開です。脳梗塞は時間と共に完全虚血の範囲を広げるため，治療は可能な限り早期に行われることが重要です。

【血栓溶解療法（rt-PA静注療法）】血栓溶解療法は血栓溶解薬（rt-PA〈アルテプラーゼ〉）を静注し，血栓上のプラスミノゲンをプラスミンに変換して血栓溶解を促す治療です。すべての病型の脳梗塞に使用可能ですが，閉塞血管や病型により治療効果も異なります。また，重大な合併症として頭蓋内出血があり，その回避のため，時間的制約（発症4.5時間以内）など，適応基準[1]を順守する必要があります。

【経皮経管的脳血栓回収療法】脳血栓回収機器を使用する血管内治療として，経皮経管的脳血栓回収療法があります。発症より8時間以内にrt-PA非適応例やrt-PAにより血流再開が認められなかった例などに実施します。治療決定は慎重に選択する必要がありますが，rt-PA静注療法と同様に再灌流までの時間が短いほど治療効果が期待でき，頭蓋内出血の危険を回避できます。現在では，rt-PA静注療法と併用することで予後改善することもあり，同時に実施されることもあります。

【抗血小板療法・抗凝固療法】脳梗塞の急性期治療や一過性脳虚血発作（transient ischemic attack：TIA）（P.165）の再発予防，治療に抗血小板薬や抗凝固薬が投与されます。病型や発症時期，目的にもよりますが，血小板2剤併用（dual antiplatelet therapy：DAPT）や非ビタミンK経口阻害薬（Non-vitamin K Oral Anti Coagulants：NOAC）も使用されます。

【外科的治療】脳梗塞の治療は内服・点滴治療が主であり，外科的治療は症状悪化の防止や脳梗塞の再発予防のために行われます。

　中大脳動脈を含む大脳半球や小脳において脳梗塞後に脳浮腫を呈し，生命に危険を生じる場合，開頭減圧術（内・外減圧術，後頭下減圧術）が行われます。急性水頭症を続発し，意識障害を呈する患者では脳室ドレナージ術が症状悪化防止のために行われます。

　頸動脈狭窄症を伴う脳梗塞に対して，頸動脈内膜剥離術や頸動脈血行再建術，バイパス術などが行われます。

【脳保護療法】脳保護療法として，フリーラジカルを抑え，脳梗塞の拡大を予防するためにエダラボンを静注します。ただし，重度の意識障害や感染症，脱水がある場合は致命的となったり，肝，腎，血液などの臓器障害を起こす危険性があるため注意が必要です。

診療看護師の視点とケア

　脳梗塞は，発症（最終健在時間）からの時間経過がどの程度かによって治療の幅が変化するため，何よりも初期対応が重要です。全身管理（「脳卒中の初期診療と急性期管理」〈P.148〉参照）と共に治療が速やかかつ安全に実施できるよう援助します。

　血栓溶解療法では，出血などの重篤な合併症もあるため，十分なインフォームドコンセントと共に採血や画像検査などrt-PAを使用するまでにさまざまな検査を必要とします。加えて，時間的制約や禁忌項目があり，医師や多職種と連携し初期対応することが重要です。使用後も厳格な全身管理が必要であり，意識状態や神経所見など十分な観察を行うと共に，点滴の刺入部などの皮下出血の拡大や歯肉出血など出血傾向を観察します。

　血管内治療や外科的治療，保存的治療が選択される場合においても，治療が速やかに実施されることが仮死状態の脳組織を守ることにつながり，患者の予後に影響を及ぼします。そのため，医師や多職種と連携を取り，チームで協調して治療を実施します。治療後は看護師が意識状態や身体所見，バイタルサインを綿密かつ経時的に観察し，全身管理と共に各治療の合併症に即時対応できるよう看護することが大切です。

一過性脳虚血発作 (transient ischemic attack：TIA)

　TIAとは，脳または脊髄，網膜の虚血に起因する一過性の局所神経障害であり，発症24時間以内に症状は消失します。動脈硬化や心房細動が危険因子であり，TIAは脳梗塞と連続性を有する疾患です。TIA発症後，90日以内の脳梗塞発症は15〜20％，48時間以内の発症リスクが高いと言われています。

〈症状〉

　TIAの症状は突然生じ，突然消失するのが特徴で，運動障害（片麻痺，顔面麻痺，言語障害など）や感覚障害，視覚障害（半盲，黒内障など），小脳症状（協調運動障害など）とさまざまな症状を呈します。症状は，来院時には消失していることも多く，

詳細な問診が必要です。鑑別には頭蓋内病変（脳出血など）はもちろんなこと，心疾患や耳鼻科疾患，代謝疾患などを除外する必要があります。

脳梗塞発症の危険度予測

　TIAの脳梗塞発症危険度を予測するために，A：age（年齢），B：blood pressure（血圧），C：clinical features（臨床症状），D：duration（持続時間），D：diabetes（糖尿病）の有無，再発，頸動脈狭窄などをスコア化したABCD2スコア（ABCD3スコア，ABCD3-Iスコア）が有用です。TIAの2日以内の脳梗塞発症率は，ABCD2スコア0〜3点で1.0%，4〜5点で4.1%，6〜7点で8.1%との報告があります[2]。

必要な検査，検査値・画像の特徴

　MRI，MRAによる評価や，塞栓源となる心疾患の検索のためのホルター心電図や心臓超音波検査，頸動脈の性状や狭窄度，プラークの評価のために頸動脈超音波検査などが行われます。

診療看護師の視点とケア

TIAの治療は，脳梗塞発症を予防するためのものとなります。脳梗塞の危険因子を避けるための生活習慣改善や内服・点滴治療，必要時は外科的治療が行われます。症状が一過性のため，詳細な問診，観察によりTIAを発見し，脳梗塞発症危険度を予測した上で，的確に治療できるよう援助します。

頸動脈狭窄症

　頸動脈狭窄症とは，動脈硬化により頸動脈に狭窄が生じることで脳血流が低下する疾患です。狭窄部位としては内頸動脈起始部が好発部位です。

〈症状〉

　頸動脈狭窄により脳血流が低下することで，脳梗塞やTIAとしての症状を呈します。無症候性として発見される機会も増えてきています。

必要な検査，検査値・画像の特徴

脳ドックや術前のスクリーニング検査で行われる頸動脈超音波検査で発見されることが多いです。頸動脈狭窄の詳細な評価や脳梗塞の検索のため，MRIやCT，SPECTなどが行われます。

 治療

頸動脈狭窄症は無症候性であっても，脳卒中（P.147参照）やTIA（P.165参照）発症の危険性があります。狭窄率の程度や既往歴などにより，その危険性は違いますが，動脈硬化危険因子の管理と内服治療が勧められます。高度狭窄がある場合には，患者や病院施設にもよりますが，外科治療として頸動脈内膜剥離術（carotid endarterectomy：CEA）や頸動脈ステント留置術（carotid artery stenting：CAS）が実施されます。

【頸動脈内膜剥離術（carotid endarterectomy：CEA）】全身麻酔下に頸動脈分岐部を露出し，頸動脈を観血的に切開します。その後，変性，肥厚した内膜（プラーク）を剥離・除去して血行再建をする手術です。CEAでは，手術操作に伴い脳神経麻痺や血腫などの危険性もあります。

【頸動脈ステント留置術（carotid artery stenting：CAS）】経皮的に大腿動脈からカテーテル狭窄部に進め，バルーンで狭窄部を広げた後，ステントを留置して血行再建をする血管内治療です。血栓が狭窄部末梢へ飛散するのを防ぐため，フィルターによる塞栓物質の捕捉やバルーンによる血流遮断などをしながら実施します。

【合併症】CEAやCASでは，手術操作やカテーテル操作により合併症の危険性があります。合併症としては，血栓を飛散させることによる脳梗塞，心筋梗塞などや，狭窄部位が広がり血流が過度に再開することによる脳出血，再灌流症候群などが起こり得ます。

外傷性頭蓋内血腫

頭部外傷は外傷の中で頻度が高く，重篤になります。直接頭部に衝撃を受けることによって発生する一次的損傷と，一時的損傷により発生した出血や脳浮腫などにより

正常な脳組織が圧迫されて起こる二次的損傷に分けられます。

　病態は頭蓋骨骨折や脳挫傷などさまざまありますが，外傷により頭蓋内で出血し，血腫を形成したものを頭蓋内血腫と言い，部位により硬膜外血腫，硬膜下血腫，脳内血腫に分けられます。そのほか，外傷性のくも膜下出血や脳室内出血も認められますが，単独で存在することはほとんどありません。また，出血の時期により受傷後48時間以内のものを急性，48時間以上3週間以内のものを亜急性，それ以降を慢性と定義しています。

　頭部外傷の治療は二次的損傷の予防が基本になります。

急性硬膜外血腫 (acute epidural hematoma：AEDH)

　急性硬膜外血腫は，外傷により硬膜を走行する中硬膜動脈や静脈洞が破綻して頭蓋骨と硬膜の間に血腫を形成したものです。頭蓋骨と硬膜は比較的密に結合しており，血腫は広がりにくいとされていますが，放置すれば症状は悪化し，予後不良となります。

〈症状〉

　数分から数時間の意識清明期（受傷後6時間以内）があることが特徴的です。その後，急激な意識障害を呈します。症状は，頭蓋内圧亢進症状が認められ，血腫の進行に伴い脳ヘルニア徴候が出現します。ほとんどの例で線上骨折を伴うため（10％は認められない），初回の検査で急性硬膜外血腫の所見が認められなくても，骨折を伴う場合は注意が必要です（3〜6時間後にCTを再検します）。

 ### 必要な検査，検査値・画像の特徴

　診断にはCTが有用です。頭蓋骨と硬膜が密に結合しているため，CT所見は血腫が凸レンズの像を呈します（**図6**）。

 ### 治療

　手術適応のある場合は可及的速やかに外科的処置を行います。外科的処置は原則として開頭血腫除去術です（**表24**）。

図6　急性硬膜外血腫のCT所見

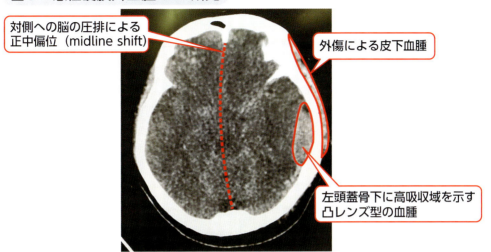

- 対側への脳の圧排による正中偏位（midline shift）
- 外傷による皮下血腫
- 左頭蓋骨下に高吸収域を示す凸レンズ型の血腫

表24　脳挫傷と表在性脳内血腫のCT所見

	手術適応
急性硬膜外血腫	・厚さ1〜2cm以上の血腫，または20〜30mL以上の血腫（後頭蓋窩は15〜20mL）や合併血腫の存在時には原則手術を行う ・切迫ヘルニア，神経症状の増悪時には緊急手術を行う ・神経症状がない場合は，厳密な監視下に保存的治療を考慮してもよい
急性硬膜下血腫	・血腫の厚さが1cm以上の場合，意識障害を呈し正中偏位が5mm以上ある場合 ・明らかな周囲における圧迫所見（mass effect）の存在，血腫による神経症状を呈するもの ・神経症状が急速に悪化する場合 上記の場合は手術を選択する ・脳幹機能が完全に停止し，長時間経過したものは通常手術することは勧められない
外傷性脳内血腫	・神経症状が進行性に悪化するもの ・頭蓋内圧亢進が制御不能のもの ・脳幹機能が完全に停止し，長時間経過したものは通常手術することは勧められない

急性硬膜下血腫 (acute subdural hematoma：ASDH)

　急性硬膜下血腫は，外傷により脳表の動静脈や架橋静脈が破綻して硬膜下腔に出血が起こる病態です。

〈症状〉

　受傷直後より意識障害が認められることが多く，AEDHと同様に，血腫の増大に伴い脳ヘルニア徴候を呈します。3分の1程度は意識清明期を認めますが，その時間は数分〜20分程度と，AEDHと比べ短いです。AEDHと比較して脳挫傷や脳内血腫を伴うことも多く，脳腫脹の程度も重篤になることから予後は極めて不良です。動脈

図7 急性硬膜下血腫のCT所見

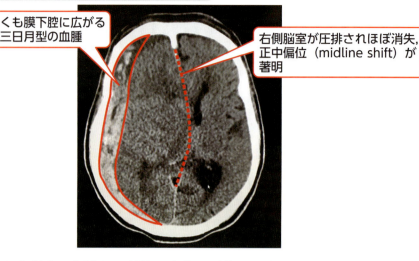

くも膜下腔に広がる三日月型の血腫

右側脳室が圧排されほぼ消失，正中偏位（midline shift）が著明

から出血した場合は急速かつ劇的に症状が悪化します。

 ## 必要な検査，検査値・画像の特徴

診断にはCTが有用です。CT所見は硬膜とくも膜の間に出血し，硬膜下腔に広がるため血腫が三日月型の出血像を呈します。また，脳挫傷を伴うような大きな衝撃を受けた際には，受傷と対側に血腫や腫脹を伴うことがあります（**図7**）。

 ## 治療

手術適応がある場合は可及的速やかに外科的処置を行います。外科的処置は開頭血腫除去術で，損傷の程度により外減圧・内減圧を行います。救急処置として小開頭により減圧を試みることもあります（**表24**〈P.169〉）。

診療看護師の視点とケア

外傷性頭蓋内血腫では，出血拡大や脳浮腫増悪により，常に病状が急激に悪化する可能性があることを念頭に置きながら治療，手術の準備を行います。特にASDHでは，「数分前まで話していたのに…」というように急激な病状の悪化が認められることも少なくありません。緊急手術になることも多いため，意識や瞳孔・麻痺などの神経所見，バイタルサインの変化（クッシング現象が認められる場合は要注意）を十分に観察しながら，速やかかつ愛護的に処置・準備を行います。家族も突然のことに動揺が大きいため，病状や手術のインフォームドコンセントの確認や説明補足と共に，精神的援助や環境整備が患者同様に必要です。

図8　脳挫傷と表在性脳内血腫のCT所見

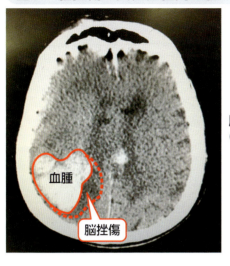

脳内血腫の脳挫傷性浮腫（低吸収域）が認められる

脳挫傷と外傷性脳内血腫

　脳挫傷は，外傷により局所の脳に挫滅や小出血，浮腫を来した状態です。外傷による血管損傷や脳挫傷を伴い，脳実質に出血を呈した状態が外傷性脳内血腫です。通常は3cm以上のものを脳内血腫と呼びます。

〈症状〉

　外傷性脳内血腫には直接損傷による表在性脳内血腫と，剪断応力により脳組織にずれが生じ血管や神経が破綻する中心性脳内血腫があります。

【表在性脳内血腫】前頭葉や側頭葉が多く，血腫周囲に挫傷や浮腫を伴っています。頭蓋内圧亢進症状を呈し，血腫は6〜12時間程度まで進行し，浮腫が最も著明となる48〜72時間頃が症状悪化のピークとなります。

【中心性脳内血腫】交通外傷によるものが最多で，受傷直後から昏睡であることが多いです。骨折の合併は少なく，出血の程度と重症度は比例せず予後不良になります。

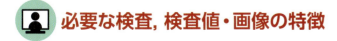 必要な検査，検査値・画像の特徴

　診断にはCTが有用です。脳挫傷では受傷部に点状出血（ごま塩状〈salt and pepper appearance〉）が認められ，時間経過と共に出血が融合し，血腫となります（図8）。

治療

　CT上血腫の増大，または臨床症状の悪化が認められる場合になるべく早めに外科的処置を考慮します。外科的処置は開頭血腫除去術であり，挫傷脳組織を除去する内減圧を併用することもあります（**表24**〈P.169〉）。

慢性硬膜下血腫（chronic subdural hematoma：CSDH）

　慢性硬膜下血腫は外傷などが原因で，脳表と硬膜の間に緩徐に形成される被膜を伴う血腫です。通常，外傷が原因であることが多く，受傷後3週間以降（多くは2〜3カ月後）に発症しますが，発生に関しては現在も不明な点が多くあります。

　患者背景としては中高年の男性に多く，アルコール常飲者，肝機能異常，抗血小板・抗凝固治療中の患者に多いとされています。「頭をぶつけた」など軽微な外傷が原因であることが多く，また，急性硬膜下血腫の一部が慢性硬膜下血腫に移行するとも言われています。ただし，全く外傷歴のない患者も多く存在するのが現状です。

〈症状〉

　初発症状としては軽い頭痛が多く，血腫の拡大に伴い認知障害や歩行障害，尿失禁などの症状が認められます。放置すれば，脳ヘルニアを起こし意識障害が高度になりますが，慢性硬膜下血腫では治療により症状は改善します。

　慢性硬膜下血腫は"治る認知症"とも言われますが，高齢者に多く，非特異的な症状であることも多いです。認知症やせん妄として片付けられたり，歩行障害により再度転倒することで症状が急性増悪することもあるため，注意が必要です。

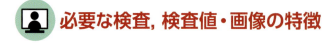 ## 必要な検査，検査値・画像の特徴

【CT所見】頭部CTにより診断され，急性硬膜下血腫同様三日月型の血腫像が描出されます。時間経過に伴い血腫は高吸収域（灰色）から低吸収域（黒っぽく）へと変化するためさまざまな画像として描出されます（**図9**）。

図9　慢性硬膜下血腫のCT所見

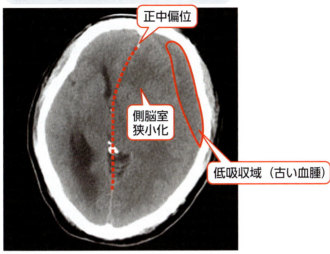

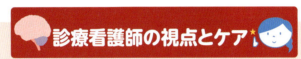 診療看護師の視点とケア

　治療は，無症状の場合は保存的治療を，神経症状を認める場合に穿頭血腫洗浄・ドレナージ術が標準術式とされています。内服薬として漢方薬（五苓散など）や止血薬が投与されることもあります。

　慢性硬膜下血腫は治療により症状は改善します。そのため，患者背景や症状より早期に発見することが重要になります。受傷歴などは患者のみならず，家族などにも確認する必要があります。

　また，治療後に再発する可能性もあり，治療後であっても経過観察が必要なことを説明し，再転倒などを予防することも重要です。

引用・参考文献
1）日本脳卒中学会脳卒中医療向上・社会保険委員会rt-PA（アルテプラーゼ）静注療法適正治療指針改訂部会：rt-PA（アルテプラーゼ）静注療法適正治療指針　第二版，2012年10月．
　http://www.jsts.gr.jp/img/rt-PA02.pdf（2016年11月閲覧）
2）Johnston SC, et al：Lancet 369：283, 2007.
3）谷川阿紀：③頭痛　この頭痛は，頭蓋内圧亢進症状の現れ？　どのくらい危険なの？，エキスパートナース，Vol.32, No.6, P.27, 2016.
4）櫻木千恵子：⑦運動障害（運動麻痺）手足の動きが悪い。これってやはり麻痺なの？，エキスパートナース，Vol.32, No.6, P.56, 2016.
5）櫻木千恵子：⑧感覚障害　靴が脱げていても気づかないのは，なぜ？，エキスパートナース，Vol.32, No.6, P.61, 2016.
6）医学情報科学研究所編：病気がみえる　vol.7　脳・神経，第1版，メディックメディア，2011.
7）Van Swieten JC, et al. Stroke 1988：19：604-7.
8）聖路加国際病院内科チーフレジデント編：内科レジデントの鉄則，第2版，医学書院，2012.
9）日本救急医学会他監修，「ISLガイドブック2013」編集委員会他編：ISLSガイドブック2013，へるす出版，2013.
10）山中克郎他編：UCSFに学ぶ　できる内科医への近道，南山堂，2012.
11）日本神経治療学会治療指針作成委員会編：標準的神経治療：めまい，日本神経治療学会，2011.
　https://www.jsnt.gr.jp/guideline/memai.html（2016年11月閲覧）
12）福井次矢他編：内科診断学，第2版，医学書院，2008.
13）阿南英明著：救急実践アドバンス―解剖・生理・病態から治療まで，永井書店，2012.
14）日本脳卒中学会脳卒中ガイドライン委員会編：脳卒中治療ガイドライン2015，協和企画，2015.
15）山中克郎他：ERの哲人―医学部では教えない救外の知恵，シービーアール，2006.
16）香坂俊監修，桑間雄一郎：極論で語る総合診療，丸善出版，2016.
17）田村晃他編：EBMに基づく脳神経疾患の基本治療指針，第4版，メジカルビュー社，2016.
18）日本脳神経外科救急学会編：すぐに役立つ脳神経外科救急ハンドブック，改訂2版，メディカ出版，2015.

索引

■ 欧字・その他 ■

ABCD2スコア　166
ACE阻害薬　22, 29
ACS　10, 53
AIUEOTIPS　132
Alvaradoスコア　109
AOSC　122
ARB　22, 29
BAD　161
Barre徴候　144
Blumberg徴候　90, 108
CAG　18
CAS　167
CEA　167
Charcotの3徴　122
coarse crackle　56
COPD　8, 62
Cullen徴候　91, 123
Cushing現象　151
De Bakey分類　42
DIC　114
DVT　71
EBD　123
EIC　162
EMB　61
EPBD　120
ERCP　119
ESBL　77
EST　120
ESWL　127
FAST　144
fine crackle　56
Fletcher-Hugh-Jones分類　58
Forrester分類　23
GCS　130
GOLD分類　63
Grey-Turner徴候　91, 123
Hoover兆候　62
INH　61
JCS　130
jolt accentuation　153
Kernig徴候　153
Killip分類　23
Lown分類　34
McBurney点　108
Mingazzini試験　144
MONA　18
MRCP　119
MRC息切れスケール　58
Murphy徴候　90
NIHSS　161
niveau形成　112
NPPV　25
NYHA心機能分類　23
OPQRST（法）　53, 83, 134
PDE4阻害薬　65
PNL　127
PTBD　123

PTCSL　120
PTGBA　121
PZA　61
QT延長症候群　35
RASS　68
Reynoldsの5徴　122
Rosenstein徴候　109
Rovsing徴候　109
rt-PA静注療法　164
Rubenstein分類　31
SAMPLE法　83
Sicillian Gambit分類　36
Stanford分類　42
TIA　164, 165
TUL　127
VAP　68
Wenckebach型　32
Wheeze　8, 54, 77
Willis動脈輪　147
Ziel-Neelsen染色　60
β遮断薬　22, 29

■ あ ■

悪性高血圧　26
アスピリン喘息　78
アテローム血栓性脳梗塞　160
アナフィラキシー　54
アルテプラーゼ　19
アルバラドスコア　109
異型狭心症　21
医原性気胸　72
一次性頭痛　132
遺伝性肺動脈性高血圧症　37
イレウス　111
ウィリス動脈輪　147
ウエスターマークサイン　71
ウェルニッケ脳症　146
右下腹部痛　94
右胸痛　52
右上腹部痛　90
右心カテーテル　38
右心不全　23
うっ血乳頭　151
エポプロステノール　39
エンドセリン受容体拮抗薬　39

■ か ■

外傷性脳内血腫　171
回転性めまい　136
潰瘍性大腸炎　115
過換気症候群　8, 58
下肢痛　14
喀血　51, 102
下部消化管穿孔　114
カレン徴候　91, 123
冠血栓性狭心症　20
乾性の咳嗽　48
乾性ラ音　8
感染性心内膜炎　40
冠攣縮性狭心症　20

期外収縮　34
気管支拡張薬　64
器質的狭心症　20
偽ポリポーシス　116
偽膜性腸炎　86
急性化膿性炎症性疾患　108
急性冠症候群　10
急性硬膜外血腫　168
急性硬膜下血腫　169
急性呼吸促迫症候群　66
急性膵炎　89, 123
急性胆管炎　122
急性肺損傷　66
急性腹症　115
急性閉塞性化膿性胆管炎　122
胸腔ドレナージ　73
虚血性大腸炎　97
筋性防御　88
緊張性気胸　52
空洞病変　60
クッシング現象　151
くも膜下出血　153, 154
グレイ・ターナー徴候　91, 123
群発頭痛　132, 134
頸静脈怒張　11, 41
頸動脈狭窄症　166
頸動脈内膜剥離術　167
経尿道的尿管砕石術　127
経皮経肝胆道ドレナージ　123
経皮経肝胆嚢ドレナージ　121
経皮経管的脳血栓回収療法　164
経皮的胆道鏡下切石術　120
けいれん　138, 140
痙攣性イレウス　111
血管性疼痛　14
血管平滑筋増殖抑制作用　39
血小板凝集抑制作用　39
血栓溶解療法　71, 164
ケルニッヒ徴候　153
抗凝固療法　164
甲状腺機能亢進症　34
興奮伝導障害　32
硬膜外血腫　168
硬膜下血腫　168
絞扼性イレウス　113
コーヒー残渣様　102

■ さ ■

細菌性肺炎　76
臍周囲部痛　93, 94
サイトカイン　123
左下腹部痛　96
左上腹部痛　92
左心系塞栓症　34
三尖弁閉鎖不全症　40
ジアゼパム　140
刺激伝導系　30
視床出血　151
四肢冷感　8, 11

自然気胸　72
湿性咳嗽　48
湿性ラ音　8
灼熱痛　84
シャルコーの3徴　122
周期性四肢麻痺　146
収縮痛　84
十二指腸潰瘍　85
消化性潰瘍　104
上室性頻拍　32
上腸間膜動脈閉塞　117
小腸穿孔　114
上部消化管穿孔　105
徐脈性不整脈　13
心外膜炎　49
心窩部痛　91，92
心筋梗塞　16，53
心筋シンチグラフィー　21
神経調節性失神　14
心原性脳塞栓症　161
人工呼吸器関連肺損傷　67
心室頻拍　10，34
腎周囲膿瘍　89
心嚢液　43
腎膿瘍　89
深部静脈血栓　71
心房細動　33
心房粗動　33
錐体路　143
髄膜刺激徴候　153
ストライダー　54
正常圧水頭症　155
遷延性の咳嗽　48
全収縮期雑音　41
喘鳴　54
総胆管結石　122
総胆管結石症　119
僧帽弁狭窄症　34，39
僧帽弁閉鎖不全症　39
粟粒結核　60

■た■
タール便　102
体性痛　82
大腸憩室炎　95
大腸穿孔　114
大動脈解離　42，53
大動脈弁逆流　43
大動脈弁狭窄症　40
大動脈弁閉鎖不全症　40
多剤耐性結核　61
胆管ステント留置　123
胆管閉塞症状　119
単純性イレウス　111
胆石症　119
胆道痛発作　119
胆嚢管閉塞　121
胆嚢結石　85，119，120
胆嚢腫大　121

チール・ニールゼン染色　60
チエノピリジン系薬剤　19
中枢性麻痺　143
中枢性めまい　136，137
腸管壊死　117
腸管壁肥厚　117
腸間膜動脈閉塞　85
腸蠕動音　87
腸閉塞　111
ツルゴール　99
低血糖性麻痺　146
てんかん　139
頭蓋内圧亢進（症状）　151，153
頭蓋内血腫　168
動悸　9，10
洞結節　30
洞性頻脈　10
洞不全症候群　31
特発性肺動脈性高血圧症　37
吐血　50，102
トリプルH療法　157
努力様の呼吸　58

■な■
内視鏡的胆道ドレナージ　123
内視鏡的乳頭バルーン拡張術　120
内臓痛　82
治る認知症　172
ナックルサイン　71
ニカルジピン　44
二次性高血圧　26
二次性頭痛　132
ニッシェ　104
ニボー形成　112
尿管結石　85
捻髪音　56
脳幹出血　151
脳血管攣縮　155
脳梗塞　159
脳内血腫　168
脳浮腫　152
脳保護療法　164

■は■
肺炎　74
肺換気血流シンチグラム　38
肺結核　60
肺高血圧症　37，38
肺塞栓　49
肺透過性亢進　71
肺動脈性肺高血圧症　37
背部痛　98
拍動痛　84
播種性血管内凝固症候群　114
バレー徴候　144
反跳痛　88，108
非回転性めまい　136
被殻出血　151
非心原性の胸痛　53
ヒス束　30

ヒスタミンH_2受容体拮抗薬　105
非定型肺炎　76
皮膚の内出血斑　123
フーバー兆候　62
笛音　54
副雑音　56
複雑性イレウス　113
腹水　117
腹部膨隆　87
腹膜炎　89
浮腫　8
プルキンエ線維　30
ブルンベルグ徴候　90，108
プロスタグランジンI_2　39
プロトンポンプ阻害薬　105
閉塞性イレウス　111
閉塞性換気障害　62
ベラプロスト　39
片頭痛　132
放散痛　85
房室結節　30
房室ブロック　30，32
泡沫様痰　50
ホスホジエステラーゼ5阻害薬　39
発作性上室性頻拍　10
発作性心房細動　10
本態性高血圧　26

■ま■
マーフィー徴候　90
マクロライド療法　64
マックバーニー点　108
末梢循環不全　8
末梢性麻痺　143
末梢性めまい　137
麻痺　141，153
麻痺性イレウス　111
マロリーワイス症候群　106
慢性気管支炎　62
慢性血栓閉塞性肺高血圧症　37，38
慢性硬膜下血腫　172
慢性閉塞性肺疾患　8，62
未破裂動脈瘤　158
ミンガツィーニ試験　144
めまい　135

■や■
遊離ガス　115
癒着性イレウス　85

■ら■
ラクナ梗塞　161
利尿薬　26，29
良性発作性頭位めまい症　138
レイノルズの5徴　122
レニン・アンジオテンシン　29
連続性ラ音　54
労作性狭心症　20
ローゼンシュタイン徴候　109
肋骨脊柱角叩打痛　92
ロブシング徴候　109

監修・執筆者一覧

[監修]

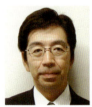

藤田保健衛生大学病院 副院長／中央診療部FNP室 室長
藤田保健衛生大学 医学部 心臓血管外科 講座教授
高木　靖

[執筆]

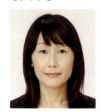

藤田保健衛生大学病院
中央診療部FNP室
診療看護師
永谷ますみ（消化器）

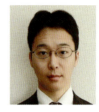

藤田保健衛生大学病院
中央診療部FNP室
診療看護師
谷田真一（循環器）

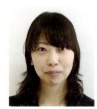

社会医療法人宏潤会
大同病院
診療部NP科　診療看護師
山添世津子（呼吸器）

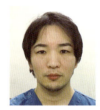

刈谷豊田総合病院
看護部
診療看護師
村上友悟（脳神経）

症状・訴えで見分ける患者さんの「何か変？」

2017年3月13日 発行　　第1版第1刷

監修：高木　靖　ⓒ
　　　（たかぎ　やすし）

企　画：日総研グループ
代　表：岸田良平
発行所：日総研出版

本部　〒451-0051 名古屋市西区則武新町3-7-15（日総研ビル）
☎ (052) 569-5628　　FAX (052) 561-1218

日総研お客様センター
名古屋市中村区則武通1-38
日総研グループ縁ビル　〒453-0017
電話 ☎ 0120-057671　FAX ☎ 0120-052690

[札　幌]☎(011)272-1821　[仙　台]☎(022)261-7660　[東　京]☎(03)5281-3721
[名古屋]☎(052)569-5628　[大　阪]☎(06)6262-3215　[広　島]☎(082)227-5668
[福　岡]☎(092)414-9311　[編　集]☎(052)569-5665　[商品センター]☎(052)443-7368

・乱丁・落丁はお取り替えいたします。
・本書の無断複写複製（コピー）やデータベース化は著作権・出版権の侵害となります。
・この本に関するご意見は、ホームページまたはEメールでお寄せください。E-mail cs@nissoken.com
・この本に関する訂正等はホームページをご覧ください。www.nissoken.com/sgh